ESSAI

SUR LE

CANCER DU REIN

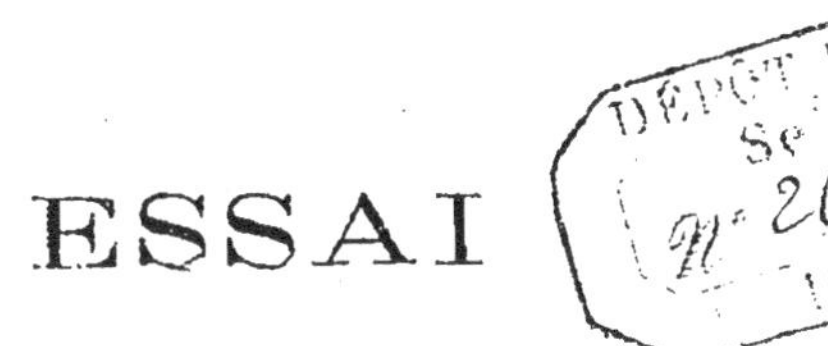

ESSAI

SUR LE

CANCER DU REIN

PAR

Émile NEUMANN,
Docteur en médecine de la Faculté de Paris,
Ancien externe des hôpitaux,
Ex-aide major à la 3e Légion d'Alsace-Lorraine.

PARIS
ADRIEN DELAHAYE, LIBRAIRE-ÉDITEUR
PLACE DE L'ÉCOLE-DE-MÉDECINE

1873

ESSAI

SUR

LE CANCER DU REIN

Si desint vires, tamen est laudanda voluntas.

INTRODUCTION.

La première chose à faire en commençant ce travail est peut-être de nous justifier de l'avoir entrepris. C'est une observation recueillie dans le service de notre excellent maître, M. le professeur G. Sée qui nous a suggéré l'idée de cette dissertation inaugurale. Le cancer du rein n'a d'ailleurs pas encore été l'objet d'un travail d'ensemble, et en parcourant les traités de pathologie les plus récents et les plus complets, c'est à peine si l'on trouve quelques lignes concernant cette affection. Il nous a donc semblé utile de rassembler les faits isolés, de les rapprocher, de les comparer entre eux et de constituer avec ces éléments ainsi réunis l'histoire de la maladie.

Pour traiter un pareil sujet avec quelque avantage il aurait fallu à une connaissance parfaite des matériaux disséminés dans la science, joindre une longue expérience personnelle, c'est assez dire que notre thèse ne pouvait être qu'une œuvre bien incomplète. Si nous insistons sur les difficultés de notre tâche, ce n'est certes pas dans le but de nous en prévaloir, mais bien pour nous faire pardonner les imperfections de ce travail et nous assurer l'indulgence de nos juges.

Nous avons divisé notre thèse en cinq chapitres : le premier traite de l'étiologie ; le second est consacré à l'anatomie pathologique, le troisième à la symptomatologie, le quatrième au diagnostic; le cinquième comprend le pronostic et le traitement. Nous n'avons pas cru devoir faire un historique de la question ; nous avons publié à la fin de notre travail un index bibliographique dans lequel se trouvent mentionnés les principaux ouvrages et articles à consulter sur le cancer du rein.

CHAPITRE PREMIER.

ÉTIOLOGIE.

Tous les auteurs sont d'accord pour voir dans le cancer du rein une des localisations rares de la diathèse cancéreuse. La rareté de cette affection nous paraît toutefois avoir été exagérée et la maladie est sans aucun doute plus fréquente qu'on ne l'admet généralement. Les relevés statistiques que nous avons consultés à cet égard ne sont ni assez nombreux, ni assez précis pour que nous puissions essayer d'établir sur des données ayant quelque certitude, la fréquence comparative du cancer du rein.

Le tableau statistique que nous trouvons dans l'ouvrage de Tanchou (1) se rapporte à 9,118 cas tirés du registre des décès du département de la Seine de 1830 à 1840. Sur ces 9,118 cas de cancer des divers organes de l'économie, l'auteur a noté 3 cancers du rein. On ne peut se guider d'après une semblable statistique, attendu que dans les registres de l'état civil l'indication de la cause de la mort n'est en aucune façon basée sur l'autopsie. Nous ne devons donc accepter les conclusions de Tanchou qu'avec la plus grande réserve, et si d'un côté nous sommes bien convaincu

(1) Tanchou. Recherches sur le traitement médical des tumeurs cancéreuses du rein. Paris, 1844.

de l'existence des trois cancers du rein mentionnés par l'auteur dans son relevé, de l'autre nous avons peine à croire que la dégénérescence carcinomateuse de la glande rénale ne se soit rencontrée que trois fois.

Lebert (1) dans un tableau qu'il publie de ses propres observations, dit avoir trouvé 12 fois le carcinome rénal sur un total de 447 cas de cancer. Il existe encore d'autres statistiques que nous passons sous silence, car les chiffres qu'elles nous donnent ne nous permettraient pas plus que les précédents de fixer la proportion qu'il y a entre le cancer de la glande rénale et celui des autres organes de l'économie.

Une question d'une importance pratique bien plus évidente que celle que nous venons d'étudier, c'est l'influence de l'âge sur le développement de la maladie.

Le cancer du rein, disent les auteurs classiques, attaque de préférence l'âge mûr et la vieillesse.

Lebert regarde la maladie comme appartenant à l'âge mûr et à la vieillesse. Il rapporte cependant le fait d'un cancer encéphaloïde observé chez un enfant de 4 ans (2).

Rayer (3) qui classe aussi le carcinome rénal parmi les affections de l'âge mûr et le regarde comme extrêmement rare chez l'enfant, relate l'observation recueillie par T.-F. Rance chez une petite fille âgée de 17 mois.

Roberts (4) se basant sur de nombreuses observa-

(2) Lebert. Traité pratique des maladies cancéreuses. Paris, 1851.
(2) Lebert. Physiol. pathol. Paris, 1845, t. II, p. 345.
(3) Rayer. Traité des maladies des reins. Paris, 1841, t. III, p. 717.
(4) Roberts. Urinary and renal diseases. London, 1865, p. 436.

tions, vient nous apprendre que le rein devient particulièrement cancéreux à deux époques distinctes de la vie : dans la première enfance et dans l'âge mûr. C'est pendant l'adolescence, ajoute l'auteur, que la maladie est à son minimum de fréquence. Les enfants au-dessous de 4 ans paraissent être particulièrement disposés à contracter le cancer du rein. Sur 53 cas observés par Roberts, 19 ont été fournis par des enfants, dont 16 âgés de moins de 4 ans. Le tableau suivant que donne l'auteur à ce sujet, montre plus exactement la relation de l'âge avec la fréquence du mal.

Age :	0-1,	1-2,	2-3,	3-4,	7-8,	10
	1	4	6	5	2	1

Sur les 35 cas observés chez l'adulte, il y en avait 6 pour lesquels l'âge n'avait pas été noté exactement; quant aux 29 autres ils se trouvaient répartis ainsi qu'il suit :

Age des malades :	19,	20-30,	30-40,	40-50,	50-60,	60-70,	au-delà de 70
	1	6	4	3	7	7	1

Dans ces faits publiés par Roberts, qui prouvent l'aptitude des enfants pour le cancer du rein, il s'est toujours agi de carcinome rénal primitif.

Niemeyer (1) parlant de l'influence de l'âge sur le développement du cancer du rein, fait aussi remarquer que la maladie se voit chez des sujets jeunes et même chez des enfants, quoique plus rarement que dans un âge avancé.

Hirschprung (2) qui a fait une étude spéciale du cancer dans l'enfance, rapporte que sur 29 cas de carcinome, il en a trouvé 15 appartenant au rein. Sur ces

(1) Niemeyer. Pathologie interne et thérapeutique. Trad. par les docteurs Culmann et Sengel. Paris, 1866.

(2) In Canstatts Iahrsbericht, 1862.

15 cas, 12 furent observés chez des enfants au-dessous de 5 ans, les 3 autres chez des enfants de 5 à 10 ans.

Obre (1) mentionne un cas de cancer des deux reins chez un enfant de 13 mois.

Gairdner (2) a publié une observation remarquable d'encéphaloïde chez un enfant de 3 ans.

Kussmaul (3) a vu un cancer encéphaloïde du rein chez un garçon de 3 ans et demi.

Drugmand (4) dit avoir observé une énorme tumeur encéphaloïde du rein gauche chez une petite fille de 5 ans.

Il nous paraît inutile d'insister plus longtemps sur la fréquence relative du cancer du rein dans l'enfance, les observations et les documents à l'appui ne manquent pas. Donnons encore pour compléter cette statistique relative à l'âge des malades, le relevé suivant que nous trouvons publié dans Rosenstein (5).

Il s'agit d'un total de 41 cas, ainsi répartis :

Age des malades :	0-1,	1-10,	10-20,	20-30,	30-40,	40-50,	50-70,	70-80
	1	11	0	5	3	3	16	2

De tout ce qui précède, il ressort :

1° Que c'est entre 50 et 70 ans que le cancer du rein est le plus fréquemment observé ;

2° Qu'on le trouve assez souvent chez l'enfant jusqu'à l'âge de 10 ans et surtout dans les quatre premières années de la vie ;

3° Qu'il est rare entre 20 et 50 ans, beaucoup moins

(1) Obre. Lond. med. Gaz., 1847.

(2) Gairdner. Edinb. med. and. surg. Journ., 1828.

(3) Kussmaul. Würzburger. med. Zeitschr., 1863.

(4) Drugmand. Presse médicale belge, 1867.

(5) Rosenstein. Pathologie und Therapie der Nieren-Krankheiten. Berlin, 1863, p. 410.

rare cependant qu'entre 10 et 20 ans, époque à laquelle il est à son minimum de fréquence.

Le sexe masculin paraît être plus sujet que l'autre à la dégénérescence carcinomateuse du rein. Sur 11 cas, Lebert (1) en a vu 7 chez l'homme et 4 chez la femme. Rosenstein (2) dans ses 35 observations compte 22 hommes et 13 femmes. Roberts (3) a noté aussi la fréquence plus accentuée de la maladie chez l'homme. Sur 52 cas, 37 se rencontrèrent chez des hommes, 15 chez des femmes. La prépondérance du sexe masculin n'est pas aussi marquée dans l'enfance que dans l'âge adulte. Sur 18 malades atteints de cancer du rein, Roberts compta 11 garçons et 7 filles.

L'hérédité est une cause qu'on trouve signalée dans quelques observations. Ballard (4) rapporte le fait d'un cancer rénal chez un homme de 70 ans dont la sœur et le fils étaient morts tous deux d'une affection cancéreuse. Sans vouloir rejeter complètement cette cause prédisposante de l'hérédité dont l'influence ne saurait être contestée, nous croyons qu'il est bon de n'y point attacher une importance exagérée.

Ici comme ailleurs on a fait dans certains cas intervenir le traumatisme pour expliquer la production du cancer. Les contusions, les chutes sur la région lombaire ont été invoquées comme causes d'une maladie qui existait sans doute déjà bien avant, mais qui jusqu'alors n'avait donné lieu à aucune manifestation symptomatique. Manzolini (5) rapporte l'observation

(1) Lebert. Traité des maladies cancéreuses, p. 871.
(2) Rosenstein, loc. cit.
(3) Roberts. *Loc. cit.*, p. 441.
(4) Ballard, Transact. of path. Soc., 1859.
(5) Manzolini (In Schmidts Jarbuch. B. 94, p. 74).

d'un enfant qui fut blessé au côté gauche et chez lequel à la suite de cet accident survint une hématurie abondante ; l'hémorrhagie dura quatorze jours, peu après apparut une tumeur dans la région lombaire gauche ; l'enfant vint à succomber, et à l'autopsie on trouva un cancer encéphaloïde qui s'était développé dans le rein gauche. On rencontre dans la science d'autres faits pouvant se rapprocher de celui-ci. Pour le cancer du rein comme pour toutes les affections carcinomateuses, il se trouvera toujours un grand nombre de malades qui viendront affirmer de la façon la plus positive que c'est à la suite d'un coup que la tumeur a paru, aussi doit-on regarder ces assertions comme de nulle valeur. Il est du reste bien évident que raisonner sur ces prétendues causes occasionnelles du cancer, c'est tomber dans le sophisme si connu : « Post hoc, ergo propter hoc. »

Après avoir mentionné l'influence de l'âge, du sexe, de l'hérédité, du traumatisme sur le développement du carcinome rénal, il nous reste à parler des causes véritables ou essentielles de cette affection. Nous ne pouvons, hélas ! sur ce point que confesser notre ignorance qui n'est pas moindre en ce qui concerne le cancer du rein qu'à l'égard des maladies cancéreuses en général.

Les quelques considérations étiologiques dans lesquelles nous venons d'entrer, doivent s'appliquer avant tout au cancer primitif du rein. Nous ne parlerons qu'accessoirement du cancer secondaire de la glande rénale. Le plus souvent d'ailleurs cette affection ne donne lieu à aucune manifestation symptomatique, et son existence n'est révélée qu'à l'autopsie ;

elle n'a donc que peu d'intérêt pour le clinicien. Ces cancers secondaires du rein peuvent prendre naissance de deux façons, ou bien par propagation d'une tumeur cancéreuse d'un organe voisin, ou bien, ce qui est le cas le plus fréquent, par infection, la tumeur siégeant primitivement en un point du corps plus ou moins éloigné mais sans connexion avec le rein. Il est à remarquer que les maladies cancéreuses des voies urinaires sont assez rarement accompagnées de dépôts carcinomateux dans le rein. Rayer dit cependant avoir vu la glande rénale devenir cancéreuse à la suite du sarcocèle et de l'ablation du testicule; il a observé cette relation chez l'homme et chez le chien.

CHAPITRE II.

ANATOMIE PATHOLOGIQUE.

Lorsque le cancer affecte primitivement le rein, il peut rester borné à l'un des reins, c'est même là ce qui arrive le plus ordinairement ; dans ce cas, la tumeur paraît exister plus souvent à droite qu'à gauche. Lorsqu'au contraire le cancer est consécutif à l'affection d'un autre organe, la lésion envahit presque toujours les deux côtés à la fois. Sur 33 cas qu'il a pu observer, Rosenstein (1) a vu 10 fois la dégénérescence cancéreuse s'étendre aux deux reins ; 16 fois le rein droit était seul malade ; 7 fois seulement l'affection était limitée au rein gauche. Roberts (2) sur les 53 cas qu'il

(1) Rosenstein, loc. cit., p. 405.
(2) Roberts, loc. cit., p. 440.

a étudiés, en a noté 47 dans lesquels le cancer était borné à un seul rein. Six fois seulement les deux organes avaient été atteints et l'auteur ajoute que parmi ces six cas il n'y en avait que deux où la maladie paraissait avoir été primitive des deux côtés; dans les quatre autres l'un des reins avait été le siége de cancer primitif et l'on y pouvait constater la présence d'une grande tumeur, tandis que l'autre affecté secondairement laissait à peine voir quelques noyaux carcinomateux sans importance. Sur les 47 cas d'affection unilatérale, 27 portaient sur le rein droit et 20 sur le rein gauche. Cette plus grande susceptibilité du rein droit pour le cancer était aussi marquée chez les enfants que chez les adultes.

Presque toutes les variétés du cancer ont été observées dans le rein. On y a trouvé le cancer médullaire ou encéphaloïde, le cancer fibroïde ou squirrhe, le cancer aréolaire ou colloïde ; on y a trouvé l'épithélioma. Mais de toutes ces formes, sans contredit, c'est l'encéphaloïde qui est de beaucoup la plus commune. Toutes les tumeurs désignées sous les noms de fongus hématode, de sarcome médullaire se rapportent à la variété encéphaloïde ; il en est de même du carcinome mélanique et du cancer à cellules cylindriques de Fœrster que Rokitansky a considérés à juste titre comme des sous-variétés du carcinome médullaire.

La forme alvéolaire ou colloïde est celle que l'on rencontre le moins souvent dans le rein. Rokitansky (1) en cite un cas; Gluge (2) en rapporte une observation. Le squirrhe quoique bien moins excep-

(1) Rokitansky (Handb. der path. anat., III, p. 432, 1861.

(2) Gluge. Atlas 8, Liefg. Taf. 2.

tionnel que le cancer colloïde est cependant une des formes rares sous lesquelles se montre le carcinome dans le rein. Il faut prendre garde de confondre avec cette altération la dégénérescence jaunâtre partielle ou les colorations jaunes accompagnées d'augmentation dans la consistance des tissus. Le squirrhe a été observé par Cruveilhier (1). On en trouve une description très-obscure dans Wilson (2). Rayer (3) en cite aussi un cas. Walshe (4), dans son Traité des affections cancéreuses, relate une observation de dégénérescence squirrheuse de la glande rénale. « Le rein, dit-il, était converti en une masse grise, quelque peu transparente et de la consistance du tissu fibreux ; il était traversé dans différentes directions par des bandes opaques plus pâles et plus dures que la substance grise intermédiaire ; il ne laissait écouler à la pression qu'une quantité assez petite de sérosité et ne présentait à la coupe que peu ou point de vaisseaux sanguins. » Lebert (5) dit n'avoir noté que deux fois l'existence du squirrhe dans le rein.

L'encéphaloïde, forme que revêt habituellement le carcinome dans le rein, commence le plus souvent par envahir la substance corticale. On voit alors apparaître des noyaux isolés qui proéminent légèrement à la surface du rein et pénètrent plus ou moins profondément dans son épaisseur. Dans les intervalles qui séparent ces masses cancéreuses, le tissu peut souvent avoir conservé son intégrité parfaite; d'autres fois il a

(1) Cruveilhier. Anat. pathol. du corps humain. Paris, 1829-1835.
(2) Wilson. Diseases of urinary organs. London, 1821.
(3) Rayer. Loc. cit., p. 676.
(4) Walshe. The Nature and Treatment of Cancer. London, 1846.
(5) Lebert. Loc. cit., p. 868.

subi une véritable compression suivie d'atrophie, parfois aussi on a noté des traces non équivoques d'inflammation. Rayer insiste sur la distribution irrégulière de ces dépôts cancéreux. « Je les ai vus, dit-il, amoncelés sur le bord convexe d'un des reins; dans d'autres cas je les ai rencontrés à l'extrémité supérieure de la glande, tandis que l'extrémité inférieure de celle-ci n'offrait aucune trace d'altération cancéreuse. » Ces noyaux carcinomateux n'ont pas toujours le même volume : tantôt ils sont gros comme une lentille ou comme un pois, tantôt ils peuvent atteindre le volume d'une noisette ou même celui d'un œuf. Leur consistance est dure ou molle suivant l'âge de la néoplasie. Leur coloration est grisâtre : quelquefois ils sont d'un blanc laiteux plus ou moins piqueté de rouge selon le degré de vascularisation ; il n'est pas très-rare de constater au centre de ces noyaux l'existence de petits extravasats sanguins.

Souvent au lieu de voir le cancer naître et se développer ainsi par petites masses isolées, on le voit envahir l'organe tout entier. On ne trouve plus alors que du tissu malade en évolution ; la masse encéphaloïde est irrégulièrement disposée, à l'état d'infiltration dans le tissu rénal (cancer infiltré de Rokitansky).

La forme de l'organe est quelquefois conservée; mais dans d'autres cas, on peut voir le rein présenter à sa surface des bosselures irrégulières qui enlèvent à la glande toute ressemblance avec le type morphologique normal. Ce dernier fait est constant quand le néoplasme est resté limité à une portion du rein et qu'il y a pris un accroissement considérable.

Le plus ordinairement, le volume de la tumeur est

double ou triple de celui du rein normal. Quelquefois on peut voir le rein cancéreux acquérir des dimensions énormes. M. Bouillaud (1) rapporte une observation d'un malade chez lequel pendant la vie on avait constaté l'existence d'une tumeur très-volumineuse occupant à elle seule tout le côté droit de l'abdomen. A l'autopsie, on put s'assurer que cette tumeur n'était autre que le rein droit converti en une matière pultacée. Ce n'est qu'exceptionnellement, dit Lebert (2), que le cancer rénal primitif avancé offre une tumeur peu volumineuse. Roberts (3) donne comme poids moyen des tumeurs cancéreuses du rein qu'il a examinées 8 livres chez l'enfant et 9 livres chez l'adulte. Nous rapporterons plus loin le cas si remarquable de Van der Byl (5) qui chez un enfant de 6 ans trouva dans le rein gauche une masse cancéreuse dont le poids atteignait 31 livres. Citons encore le cas de Spencer Wells (5) qui chez un enfant de 4 ans a vu un rein cancéreux de 16 à 17 livres. Tous ces faits prouvent d'une manière bien évidente que le carcinome se développant dans le rein est capable de donner naissance à des tumeurs énormes. Cet accroissement aussi rapide qu'extraordinaire, sans être exclusivement propre au cancer du rein, se voit cependant beaucoup plus souvent dans cette maladie que dans les affections cancéreuses des autres organes internes.

L'encéphaloïde du rein est mou et sa consistance

(1) Bouillaud. Rech. et obs. pour servir à l'anat. et à la phys. path. des reins. In Journ. complém., t. XXXI, p. 18, 1828.

(2) Lebert. Loc. cit., p. 868.

(3) Roberts. Loc. cit., p. 438.

(4) Van der Byl. Path. Soc. Transact., vol. VIII, 1856.

(5) Spencer Wells. Path. Soc. Transact., XIV, p. 179.

qui rappelle grossièrement la substance cérébrale, varie cependant suivant les parties que l'on considère. Dur ici, et comme squirrheux, il est là très-mou et presque diffluent; il peut même donner lieu à une fausse sensation de fluctuation. La coloration est différente suivant la vascularisation plus ou moins grande. Tantôt blanchâtre ou légèrement teintée de rose, elle peut être d'autres fois d'un rouge foncé. Le tissu morbide subit d'ailleurs dans le rein son évolution habituelle. Il peut se ramollir de plus en plus au point de donner lieu à une sorte de destruction de la matière encéphaloïde et à la formation de cavités remplies d'un détritus liquide plus ou moins visqueux ou de sang noirâtre. Ce phénomène du ramollissement a encore une autre conséquence; les vaisseaux, dont les parois sont peu résistantes, se rompent, et l'on voit ainsi se produire des hémorrhagies. « Sans tenir compte des épanchements d'une petite dimension, nous avons constaté quatre fois, dit Lebert, la forme hémorrhagique du cancer de rein ». On voit se produire une lésion qui simule celle de l'apoplexie cérébrale et à laquelle on a donné le nom d'apoplexie cancéreuse; le sang épanché subit toutes les modifications dont il est susceptible en pareil cas. Rayer a donné le nom de fongus hématode à cette forme de cancer encéphaloïde du rein dans laquelle du sang et des caillots de fibrine plus ou moins altérée se trouvent mêlés avec de la substance cancéreuse. Il a décrit cette altération comme une espèce à part. « On la reconnaît, dit-il, à des masses bosselées d'un brun rougeâtre qui paraissent molles et pâteuses sous le doigt. » Mais ce n'est point là le véritable fongus ou cancer hématode. Les auteurs modernes réservent avec raison le nom de carcinome hématode à une variété de l'encéphaloïde dans laquelle la formation des vaisseaux prédomine dès le début. Ce qui la distingue et lui fait donner une mention spéciale, nous apprend Cornil dans son remarquable travail sur le cancer (1), c'est une formation exagérée des vaisseaux capillaires tous dilatés, soit uniformément sur tout le trajet, soit par places et donnant lieu ainsi à de petits anévrysmes microscopiques. « Les dilatations siégent le plus habituellement au sommet des anses et des courbes que décrivent les vaisseaux. Une particularité remarquable de ces encéphaloïdes hématodes, c'est que les nodosités secondaires des organes voisins et des ganglions lymphatiques du voisinage présentent la même tendance aux dilatations vasculaires et aux hémorrhagies. » A la suite de cette description, Cornil rapporte un très-bel exemple de carcinome télangiectode du rein gauche. C'est un cas des plus intéressants au point de vue de l'anatomie pathologique ; il n'est pas moins remarquable par les phénomènes qui se produisirent du côté de la moelle épinière, par suite de la propagation du cancer du rein aux vertèbres lombaires et à la dure-mère rachidienne. Voici cette observation que nous avons cru devoir publier *in extenso* :

(1) Cornil. Mémoires de l'Acad. de médecine, t. XXXI, 1865-1866, p. 337 et suiv.

OBSERVATION I.

Hématurie et signes d'un cancer du rein. — Cachexie. — Paralysie avec abolition des mouvements réflexes. — Autopsie : Carcinome télangiectode du rein gauche, des ganglions lymphatiques du mésentère et de la région sus-claviculaire gauche, des vaisseaux lymphatiques du poumon gauche, du corps des dernières vertèbres lombaires et de la dure-mère. — Compression des nerfs de la queue du cheval. — Atrophie des nerfs sciatiques. — Dégénérescence granulo-graisseuse des muscles des extrémités inférieures.

Crochet (Joséphine), âgée de 33 ans, couchée au n° 27 de la salle Sainte-Mathilde, hôpital Lariboisière, service de M. Hérard.

Née de parents actuellement vivants et bien portants, cette femme a eu deux enfants dont l'un est mort à 4 ans d'une angine et dont l'autre jouit d'une bonne santé. Jusqu'à sa dernière couche qui eut lieu en 1852 elle n'a jamais été malade; neuf mois après cette couche elle eut dans le ventre des douleurs qui durèrent environ un mois, puis disparurent. Il lui survint, il y a environ onze ans, des hémorrhoïdes qui se sont supprimées spontanément il y a deux ans. C'est au mois de juin 1863 que la malade fait remonter sa maladie actuelle. Elle éprouva à ce moment un si grand affaiblissement, qu'elle le rapporta d'abord à la fatigue que lui causait son travail et quitta Paris au mois de juillet pour aller dans son pays, où elle resta jusqu'en octobre 1863. Pendant tout ce temps elle fut tourmentée par une douleur siégeant dans la région lombaire gauche, avec sensation de tiraillement et irradiation vers la cuisse et le genou du même côté.

Au mois d'octobre 1863, la malade revint de son pays plus faible qu'elle n'était à son départ. Quarante-cinq jours après son retour, elle éprouvait de la difficulté à uriner et en regardant ses urines, elle y vit quelques caillots sanguins. Ces accidents se reproduisirent les jours suivants, accompagnant les douleurs lombaires indiquées plus haut et qui persistaient.

Le 8 novembre, il y eut une rétention d'urine complète et l'on dut pratiquer deux fois le cathétérisme. Outre les caillots qu'elles contenaient fréquemment, les urines présentaient toujours une coloration rouge. Quoique la malade garde constamment le lit, l'appétit est assez bien conservé; les digestions sont faciles habituellement; quelquefois seulement la malade se plaint de coliques et de constipation. Les douleurs indiquées plus haut continuent à tourmenter la malade. Elles ont conservé pour siége principal le flanc et l'hypochondre gauches en s'irradiant dans le membre inférieur du même côté. Elles sont continuelles.

A la palpation de l'abdomen on sent le bord du rein gauche qui est le siége de la douleur; cette douleur se prolonge vers le bas-ventre en suivant le trajet de l'uretère. La malade dit éprouver aux points correspondants de la partie postérieure du tronc une douleur semblable. Habituellement sourde et obtuse, cette douleur devient parfois fulgurante, surtout au moment de la miction. Les jambes n'ont jamais été enflées. La respiration est par moments un peu gênée.

La malade porte depuis deux ans, dans l'une des régions sus-claviculaires, une tumeur de la grosseur du poing, dure, élastique, un peu mamelonnée, indolente, et sur laquelle la peau se déplace aisément.

Les urines sont troubles, fortement coagulées par l'acide nitrique et la chaleur. Lorsqu'on les laisse reposer, le tiers inférieur est rempli par un liquide opaque, muco-purulent, contenant des globules de pus, des corpuscules muqueux, des cellules épithéliales pavimenteuses et quelques corpuscules sanguins. A la surface de ce dépôt, c'est-à-dire à l'union du tiers inférieur avec les deux tiers supérieurs de la hauteur du liquide se trouve une mince couche de sang. L'examen des urines a été plusieurs fois répété sans qu'on y ait jamais trouvé de tubes ou de cylindres hyalins.

La malade sort pour quelque temps de l'hôpital.

Pendant le temps qu'elle passa chez elle, elle s'amaigrit et s'affaiblit rapidement. Elle éprouva dans les genoux des douleurs pour lesquelles on appliqua des vésicatoires sur les genoux mêmes. Elle eut vers le 6 mars ses règles qui durèrent environ quatre jours et furent suivies de fourmillements et de douleurs vives et profondes dans les jambes.

Rentrée dans la salle Sainte-Mathilde, le 25 mars 1864.

La malade présente une maigreur plus considérable qu'à l'époque de son précédent séjour. Cette maigreur et probablement aussi l'extension qu'a prise la tumeur permettent de sentir celle-ci énorme, lobulée, arrivant jusqu'à l'ombilic et remplissant toute la partie gauche de l'abdomen.

Les jambes sont paralysées complètement du mouvement; la sensibilité est aussi presque complètement abolie; la malade sent à peine un fort pincement. L'état des urines est le même que celui indiqué précédemment.

1er avril. La sensibilité de la jambe gauche est complètement abolie. Celle du membre inférieur droit l'est presque complètement aussi. De ce côté pourtant, la malade sent encore quand on la pince fortement, mais cette sensation n'est perçue que tardivement.

Le 4. En explorant par l'électricité, à l'aide de l'appareil à induction, les muscles des membres inférieurs, on peut obtenir des contractions assez fortes (quoique moins qu'à l'état normal) des muscles du côté droit. A gauche, quoique l'électrisation produise quelque douleur, on ne peut obtenir aucun mouvement.

On ne provoque aux deux extrémités inférieures de mouvements réflexes, ni par le pincement, ni par le chatouillement, ni par la pression.

Mort le 8 avril 1864.

Autopsie faite le 10 avril. — Le crâne et le cerveau ne présentent rien de particulier.

La moelle est de consistance normale dans toute son étendue, au moins à l'œil nu. Immédiatement au-dessous de son extrémité inférieure, les nerfs de la queue de cheval sont comprimés par une tumeur vasculaire et riche en suc laiteux, de la grosseur d'une noix, qui soulève la dure-mère et qui est attenante d'une part à la face externe de la dure-mère et d'autre part au périoste du corps des vertèbres.

Les nerfs de la queue de cheval à ce niveau ont leur apparence normale.

Le nerf sciatique du côté gauche, enlevé, est visiblement plus petit et plus mou qu'un nerf sciatique normal. Examiné au microscope, il présente des tubes larges tout à fait normaux et des tubes minces en grand nombre. Ceux-ci sont parfois renflés de distance en distance comme les fibres du cerveau. Ils ont partout un double contour; quelques granulations graisseuses se rencontrent çà et là, mais elles sont fort rares. Il n'y a pas de congestion. Les muscles de la jambe gauche présentent une coloration rougeâtre tirant sur la teinte feuille-morte; ils sont mous. Ils sont étudiés comparativement avec ceux de l'avant-bras du même côté: tandis que ces derniers montrent une structure bien normale et seulement des granulations extrêmement fines, transparentes et incolores, les muscles de la jambe présentent des granulations graisseuses en grand nombre, jaunes, réfringentes, et dissoutes par l'éther. Ces granulations sont un peu pâlies par la soude, mais non par l'acide acétique. Les noyaux sont plus gros et plus nombreux que dans les muscles de l'avant-bras. Les stries transversales, dans les muscles de la jambe, ont presque partout disparu, tandis que les stries longitudinales sont conservées.

Au sacrum existe une eschare très-étendue.

La tumeur de la région sus-claviculaire présente la même forme et la même structure à la coupe que les tumeurs formées par les ganglions mésentériques (voir ci-dessous). Elle est bosselée à sa surface et partout isolable des tissus voisins.

Le péricarde est sain.

Le cœur est petit, d'ailleurs sans lésion.

Les plèvres ne contiennent pas de liquide et ne présentent pas d'adhérences. La droite est saine ainsi que le poumon du même côté. La plèvre gauche présente à sa surface des figures polygonales dessinant les lobules secondaires. Ces lignes sont saillantes, dures, noueuses et renflées de distance en distance; ce sont des vaisseaux lymphatiques remplis de tissu nouveau. Leur coloration est grisâtre, rosée ou jaunâtre. Par une section faite au niveau de l'une de ces lignes, on fait sortir d'une cavité vasculaire un contenu solide, riche en suc laiteux, et qui, examiné au microscope, se montre formé par des vaisseaux en très-grand nombre, ramifiés en forme de bouquet, dilatés par places, surtout aux anses terminales et gorgés de sang. Les vaisseaux sont entourés à leur périphérie par deux ou trois couches de cellules granuleuses très-grosses (corpuscules de Gluge) contenant des granulations graisseuses. Les cellules qui composent le liquide laiteux sont des cellules épithéliales grosses, souvent vésiculeuses et contenant alors un ou plusieurs noyaux libres très-volumineux. Outre cette lésion de ses vaisseaux lymphatiques, la plèvre présente des granulations cancéreuses, roses, grises ou jaunâtres. Les vaisseaux sanguins, artériels et veineux de cette membrane sont congestionnés, mais sa surface ne présente pas d'exsudation fibrineuse.

Le foie et l'intestin sont normaux ; la rate est grosse et sans altération. L'utérus est gros et congestionné.

Après avoir enlevé ces viscères, on voit une tumeur bosselée énorme, sous péritonéale, qui siége à gauche, dans les régions lombaire et hypochondriaque et qui s'avance jusqu'à la ligne médiane.

Cette tumeur est formée par le rein gauche et par des ganglions lymphatiques qui ont le volume du poing. Ces ganglions ont une surface bosselée; sur leur surface de section on voit une partie centrale de coloration jaunâtre qui présente de petites cavités ou de petits kystes limités par du tissu fibreux et remplis par un liquide visqueux, filant, muqueux et incolore. Leur partie périphérique est de coloration rosée ou rouge, formée par des îlots ayant de 1 demi-centimètre, à 1 centimètre et demi de diamètre, arrondis et circonscrits par des fibres entrecroisées. L'intérieur de ces îlots est formé par un tissu riche en suc laiteux et par des vaisseaux gorgés de sang. Ces vaisseaux paraissent à l'œil nu sous forme de lignes et de points. En les examinant au microscope avec un faible grossissement, on voit des capillaires et de petits vaisseaux avec des dilatations anévrysmales formées sur leur trajet. Ces dilatations, dont les plus grosses ont de un cinquième à un demi-millimètre sont généralement sphériques, directement continues avec les vaisseaux, ou bien en chapelet. Les vaisseaux sont de gros capillaires à une seule tunique. Telle est la structure des plus petites de ces tumeurs, de celles dont le peu d'ancienneté est attesté par leur petitesse et par leur développement sur la surface où elles proéminent comme des granulations.

On ne retrouve pas la capsule surrénale : il paraît probable qu'elle s'est transformée et concourt à former la grosse tumeur dont le rein gauche constitue la partie principale.

Le pancréas est dur.

Le rein droit est normal quant au volume. La substance corticale en est pâle.

Le rein gauche forme une tumeur énorme, jaunâtre, d'environ 20 centimètres de longueur sur 12 de largeur, de forme aplatie. Après l'avoir isolé par la dissection du tissu cellulo-graisseux qui l'entoure, on met à nu sa surface qui est bosselée, mamelonnée. Sa partie inférieure est à peu près normale, tandis que la supérieure est transformée complètement.

Fendue dans toute sa hauteur, la tumeur présente inférieurement, dans une longueur d'environ 8 centimètres, l'aspect du rein. La substance corticale y est d'un gris jaunâtre. Les pyramides sont un peu rosées. Les calices dans cette partie contiennent un petit calcul brunâtre. Cette partie inférieure du rein qui a conservé l'aspect normal de la glande, se continue directement avec la portion supérieure et dégénérée de l'organe. Le bassinet se trouve au niveau de cette dernière portion; il contient deux calculs du volume d'un petit pois, brunâtres, lisses à la surface, sans caractères microscopiques, formés par l'urate de soude. (Analyse de M. G. Bergeron.)

La coupe de la production nouvelle du rein offre le même aspect que celle des ganglions dégénérés. C'est un tissu à stroma fibreux, présentant, dans l'écartement des fibres, des portions sphériques de 1 demi-millimètre de diamètre, de coloration grisâtre, de consistance mollasse, très-riches en vaisseaux et en dilatations et anévrysmes capillaires. Si l'on presse sur ces parties, ou qu'on les enlève avec le scalpel, on obtient une substance molle, riche en suc miscible à l'eau, de couleur laiteuse, et, quand on veut séparer de ce liquide les vaisseaux qui y sont contenus, on le peut aisément avec le pinceau seul. Ces vaisseaux ne paraissent donc pas assujettis par du tissu conjonctif.

Le bassinet est congestionné.

L'uretère est gros, sa muqueuse est épaissie.

La muqueuse vésicale est congestionnée. Dans l'intérieur de la vessie, à la surface de la muqueuse, mais libres à cette surface, se trouvent des linéaments rougeâtres, qui sont des vaisseaux sanguins.

Un fait important à signaler c'est l'absence complète, en certains points, de toute trame de tissu conjonctif.

Le carcinome télangiectode, dont l'observation précédente nous fournit un exemple remarquable, n'est pas très-rare dans le rein; nous n'en dirons pas autant de la variété appelée carcinome mélanique dont nous n'avons trouvé aucun cas bien authentique. Rayer dit avoir rencontré dans la substance corticale du rein, de petits dépôts de mélanose et des noyaux cancéreux. Mais l'existence du véritable cancer mélanique dans le rein reste encore à prouver. Revenons maintenant à l'encéphaloïde, tel qu'il se présente le plus habituellement dans la glande rénale, au carcinome médullaire commun. L'examen microscopique y montre la structure ordinaire du cancer. On y observe un stroma de tissu conjonctif et des cellules qui composent le suc laiteux contenu dans la trame. Le stroma est fin et délicat, il ressemble au réseau qu'on rencontre dans les ganglions lymphatiques. Dans les mailles de ce stroma, on rencontre une quantité considérable de cellules dont la masse végétante l'emporte de beaucoup sur la trame conjonctive. Des vaisseaux assez nombreux et assez volumineux rampent au milieu du tissu de l'encéphaloïde. Nous avons déjà vu plus haut quelle était la disposition de ces vaisseaux dans les cas de tumeur hématode. Celle-ci n'est qu'une variété de l'encéphaloïde avec développement exagéré des vaisseaux, amincissement et disparition de la trame du tissu conjonctif.

Dans l'énumération des diverses formes de cancer que l'on peut rencontrer dans la glande rénale, nous avons mentionné l'épithélioma. Les tumeurs épithéliales des reins doivent être très-rares. Lebert n'en a jamais observé d'exemple. « Je ne peux pas admettre comme telles, dit-il, la simple augmentation des cellules épithéliales qui accompagne les états inflammatoires à une période peu avancée (1). » Le seul exemple de ce genre qui soit connu dans la science est le fait rapporté par M. Ch. Robin (2). Voici l'observation dont il s'agit :

(1) Lebert. Traité d'anat. pathol. Paris, 1857, t. II, p. 351.
(2) Robin. Mémoire sur l'épithélioma du rein. Paris, 1855.

OBSERVATION II.

Observation II. — Le malade qui fut le sujet de l'observation suivante était un homme de peine âgé de 51 ans et nommé Frédéric B.. entré à l'hôpital de Saint-Louis dans un état assez avancé de cachexie, qu'il attribue à des privations ; l'attention fut bientôt fixée par une tumeur que porte le malade à la partie inférieure de l'abdomen sur la ligne médiane, vers les dernières vertèbres lombaires. Cette tumeur offre le volume d'une tête de fœtus ; elle est dure, résistante, mobile, mais dans une petite étendue, de façon à laisser croire qu'elle est adhérente en arrière vers la colonne vertébrale ; complètement indolente. La percussion rénale n'est pas pratiquée.

Interrogé sur la nature de ses urines, le malade répond n'avoir jamais uriné de sang, ni de pus. Les urines, dit-il, ont toujours été claires. Pour la tumeur il la porte depuis une dizaine d'années, et comme elle ne lui a jamais causé de douleurs, il ne s'en est pas occupé; il ne l'a jamais soumise à l'examen d'un médecin.

Mort dans un état de cachexie très-avancé un mois après son entrée à l'hôpital.

Autopsie. — Pas d'altérations organiques du poumon, du cœur, du foie, de la rate, de l'intestin, de la vessie.

Rein gauche hypertrophié en totalité. Situation normale.

Rein droit. C'est ce rein qui constitue la tumeur abdominale. Il est situé au devant de la colonne vertébrale, au niveau des vertèbres lombaires, comme à cheval sur ces vertèbres. L'artère rénale naît de la partie antérieure de l'aorte à 2 centimètres au-dessous de la mésentérique inférieure, à 4 centimètres au-dessous de la bifurcation du tronc aortique.

Ce rein est complètement déformé. La tumeur qui le remplace est irrégulièrement quadrilatère avec deux saillies latérales ; elle présente environ 14 centimètres pour le diamètre vertical, 12 à 13 pour le diamètre transverse, 7 à 8 pour le diamètre antéro-postérieur. Les deux saillies latérales sont du volume d'un moyen citron.

Inférieurement la consistance de la tumeur est mollasse. Supérieurement dureté normale du tissu rénal.

Cette tumeur est située entre les deux feuillets écartés du mésentère. Fendue complètement dans le plan de son grand axe, elle présente :

1° Inférieurement, une sorte de bouillie diffluente, semblable pour la couleur et pour la diffluence à de la crème, ou mieux à de la substance cérébrale ramollie. Cette bouillie constitue la partie centrale de la tumeur dans sa moitié inférieure; de plus elle remplit ce qui paraît avoir formé les calices et le bassinet. Enlevée avec le scalpel, elle laisse à découvert une masse jaune blanchâtre tout à fait semblable, pour la couleur et la consistance, à du mastic de vitrier, rappelant pour l'aspect les noyaux sanguins dégénérés. Cette substance forme une très-grande partie, pour ne pas dire la presque totalité, du tiers inférieur de la tumeur.

2° Supérieurement, vers la périphérie le tissu rénal altéré dans son aspect rosé, avec stries blanchâtres et irrégulières, assez dur. La substance corticale seule a subsisté; la substance tubuleuse paraît complètement détruite.

3° Çà et là des foyers sanguins. A la réunion du tiers supérieur avec les deux tiers inférieurs, foyer de la grosseur d'une noix.

4° Dans le tiers supérieur, vers les parties centrales, noyau blanchâtre du volume d'une cerise, régulièrement sphérique, très-nettement distinct des tissus ambiants, dont le sépare une membrane kystique.

Ce noyau est formé par une substance demi-molle, semblable à celle que nous avons comparée au mastic.

5° Les deux tumeurs latérales, sortes de hernies de la grosse tumeur, sont constituées par une matière semblable à ce dernier noyau;

6° L'uretère du volume du doigt médius est gorgé de cette même substance. Il est oblitéré et réduit à son volume normal à quelques centimètres au-dessus de son embouchure dans la vessie.

Les deux portions de la tumeur dont la substance offre un aspect si différent, diffluent, crémeux, dans un cas, dur comme du mastic de vitrier dans l'autre cas, offrent pourtant la même composition élémentaire.

L'une et l'autre sont formées d'épithélium; mais dans la portion qui offre la consistance du mastic de vitrier, les cellules épithéliales sont plus petites de moitié que dans l'autre portion où nous les décrirons tout à l'heure plus longuement. En outre, elles sont plus irrégulières, souvent granuleuses, mais tellement remplies par ces granulations qu'elles sont devenues presque opaques. Une grande quantité de granulations libres, d'amas irréguliers de granulations et une matière amorphe assez abondante se trouvent interposés aux cellules et les maintiennent adhérentes ensemble, sans ordre et sans qu'il soit possible de retrouver des traces de la disposition en gaînes épithéliales.

La partie de la tumeur d'un blanc ou d'un gris rougeâtre, pulpeuse et diffluente comme de la substance cérébrale ramollie, est formée de cellules épithéliales offrant les conformations les plus diverses, mais se rapprochant surtout de la forme pavimenteuse et quelquefois prismatique. Ce qui frappe surtout, c'est leur énorme volume; elles ont en général 5 à 6 centièmes de millimètre en longueur et en largeur, avec une épaisseur moitié moindre. Mais il en est beaucoup qui, en conservant cette largeur, atteignent jusqu'à un dixième de millimètre de longueur ou environ. Celles qui sont prismatiques offrent en longueur les dimensions des autres, mais n'ont que de 1 à 3 centièmes de millimètre dans les deux autres sens.

Il est enfin des cellules qui ne dépassent guère les dimensions ordinaires des épithéliums du rein, mais elles sont peu nombreuses ; beaucoup de celles-là sont triangulaires ou mieux irrégulièrement pyramidales.

Toutes ces cellules, ou du moins la très-grande majorité d'entre elles, renfermaient des gouttes de graisse les remplissant totalement ou en partie. Ces gouttes graisseuses étaient remarquables par leur aspect brillant moins jaunâtre qu'à l'ordinaire, la netteté de leur périphérie et l'élégance de leur superposition. La plupart, en effet, étaient réunies en groupes uniques ou multiples au centre de la cellule ou contre ses bords. Leur volume était généralement de 1 à 6 millièmes de millimètre ; mais on en trouvait presque toujours une ou deux dans chaque cellule, et quelquefois cinq ou six atteignant 15 à 18 millièmes de millimètre. La portion des cellules que ne remplissent pas les gouttes graisseuses était plus pâle, plus transparente qu'à l'état normal, bien que renfermant de fines granulations moléculaires grisâtres. En outre, les plus grandes cellules présentaient des plis irréguliers à leur périphérie, mais très-fins et très-élégants. Aucune d'entre elles n'offrait trace de noyau.

Il fut impossible de trouver les cellules disposées en gaînes épithéliales analogues à celles des tubes urinifères ; mais beaucoup d'entre elles, au lieu d'être isolées, se trouvaient encore justaposées régulièrement en couches ou plaques, toujours plus longues que larges, mais pourtant non tubuleuses. Sur les plaques, il était possible de constater que l'un des bords de chaque cellule était régulièrement placé ou régulièrement arrondi comme dans les couches ou gaînes épithéliales tapissant une membrane, tandis que le bord opposé correspondant à la partie adhérente était toujours irrégulier, quelquefois plus ou moins prolongé en pointe.

Ainsi qu'on le voit cette lésion est analogue à celle que l'on trouve dans les épithéliums les plus avancés avec ramollissement de la masse, dissociation des cellules épithéliales qui cessent d'être disposées en couches, tubes, etc. Elle se rapproche des formes d'épithélium dans lesquelles les cellules, devenues plus grandes qu'à l'état normal, offrent des aberrations de forme plus ou moins variées sans pourtant jamais tendre à prendre les caractères de quelque espèce de cellule que ce soit.

Après avoir passé en revue les différentes variétés de tumeurs cancéreuses du rein, ne devons-nous pas nous arrêter un instant sur l'acte même de la néoformation dans cette glande? Par quelle partie de l'organe débute l'affection? Comment se développe-t-elle? Nous touchons là à des points encore en litige, à des questions ardues que nous n'avons pas la prétention de pouvoir élucider. Nous nous bornerons par conséquent à rapporter les principales opinions qui ont été émises sur ce sujet.

La question du développement du cancer dans le rein, rentre évidemment dans celle du développement de la maladie dans le système glandulaire en général. Le problème se trouve ainsi posé : Le carcinome glandulaire a-t-il son point d'origine dans les cellules plasmatiques du tissu conjonctif, ou dans les cellules épithéliales préexistantes? « C'est toujours, dit Morel (1), dans les cellules plasmatiques du tissu conjonctif, que le cancer prend naissance; c'est toujours par l'hyperplasie de ces éléments, qu'il fait sa première apparition, et la période initiale de son développement ne diffère en rien de la végétation cellulaire qui donne naissance au pus et au tubercule. » Cornil et Ranvier (2), dans leurs récents travaux sur la naissance et l'accroissement du carcinome expriment la même manière de voir. Après avoir parlé de la prolifération des cellules plasmatiques, ils ajoutent : « Dans les glandes on observe en même temps des phénomènes très-intéressants qui se passent dans les culs-de-sac et les canaux glandulaires. Si l'épithélium des canaux et des culs-de-sac prolifère par l'effet d'une irritation de voisinage, les acini se remplissent de cellules et s'hy-

(1) Morel. Traité élémentaire d'histologie humaine. Paris, 1864, p. 57.

(2) Cornil et Ranvier. Manuel d'histol. pathol, 1re partie. Paris, 1869 p. 171.

pertrophient de telle sorte qu'on serait tenté de croire à un rapport direct entre la prolifération de ces cellules d'épithélium et le développement du carcinome. Dans les épithéliomes on ne voit jamais le tissu épithélial se développer dans l'intérieur des espaces plasmatiques, mais bien dans le tissu embryonnaire au voisinage du tissu épithélial préexistant. Ce qui caractérise le carcinome, c'est son développement dans les espaces plasmatiques du tissu conjonctif. » Ce n'est donc point de l'épithélium glandulaire qu'émane la néoformation, si nous en croyons MM. Cornil et Ranvier, c'est bien dans les espaces plasmatiques que la maladie a son origine, sauf dans les cas de carcinome épithélial. Johnson (1) admet aussi que le cancer dans le rein procède du tissu interstitiel de la glande. Il appuie sa manière de voir sur l'examen des cellules qui constituent le suc cancéreux des tumeurs du rein. Ces cellules ne présentent pas toujours le même aspect : ce sont tantôt de grosses cellules à noyaux multiples, tantôt au contraire des cellules très-petites que l'on serait tenté de prendre pour des corpuscules de pus, si elles n'étaient pourvues de noyaux multiples; d'autres fois enfin, on ne trouve que des noyaux isolés. C'est sur la présence de ces noyaux que s'est basé Johnson pour placer le point de départ du cancer du rein dans le tissu interstitiel. Waldeyer (2) qui paraît avoir étudié le développement du carcinome avec le plus grand soin, prétend que le cancer de la glande rénale a son origine dans l'épithélium des canaux urinifères.

(1) Johnson. Transact. of path. soc., 1860, p. 239.

(2) Waldeyer, Die Entwicklung des Carcinoms. In Virchow, Arch., 1867, vol. XLI, p. 470.

Voici ce qu'en dit Rindfleisch (1) dans son Traité d'histologie pathologique. « Quand les masses sont uniformément disséminées et diffuses, la forme générale du rein est à peu près conservée ; dans d'autres cas, on distingue des nodosités isolées, d'une grosseur considérable, dont chacune est une pyramide de Malpighi dégénérée. A côté d'elles, existent des nodosités plus petites qui ne correspondent qu'à des groupes de lobules. Il s'agit ici d'une substitution et non d'un déplacement, car dans un noyau cancéreux, on peut encore distinguer ce qui appartenait jadis à la substance médullaire et ce qui était substance corticale. Ce fait est très-important au point de vue de l'origine histologique du cancer rénal ; il appuie l'opinion récemment émise par Waldeyer, pour qui les éléments épithélioïdes proviennent directement des cellules épithéliales du rein. Waldeyer parvint à isoler des fragments d'un réseau de cellules cancéreuses qui étaient garnis de bourgeons, et les regarda comme des cylindres de cellules épithéliales provenant des canalicules urinifères et grandissant par accroissement spontané. » Dans le cas de cancer du rein que nous avons vu à la Charité, l'examen histologique de la tumeur est venu confirmer l'avis de Waldeyer sur l'origine de la néoplasie (voir obs. VIII). Citons encore un travail tout récent de M. Dr Knoll, de Prague (2), sur le développement des tumeurs. L'auteur conclut de ses observations que les masses épithéliales des carcinomes ont pour point de départ les cellules épi-

(1) Rindfleisch. Traité d'histologie pathologique, traduit par le docteur F. Gross, p. 523.

(2) Knoll. Archiv. f. path. anat. u. phys. B. XLV, Hft 3, 1872.

théliales préformées et en particulier les épithéliums glandulaires.

Laissons là cette question si obscure et si controversée de l'histogénèse du carcinome rénal pour étudier les lésions anatomiques qui sont dues à l'extension de la tumeur. Nous n'avons, en effet, jusqu'ici parlé que des altérations de la glande elle-même, nous devons maintenant nous occuper de l'état des parties environnantes.

La capsule fibreuse du rein est presque toujours épaissie.

Malgré la distension que lui fait éprouver l'augmentation de volume du rein, cette capsule acquiert quelquefois une épaisseur considérable. On trouve parfois à sa surface des vaisseaux fortement injectés et d'une plus grande dimension qu'à l'état normal.

Les capsules surrénales peuvent devenir cancéreuses à la suite du cancer primitif du rein, mais très-souvent on les trouve intactes.

Les altérations cancéreuses du bassinet ne sont pas aussi rares que le croyait Rayer (1). « Je n'ai jamais vu, dit-il, les membranes du bassinet infiltrées de matière cancéreuse en nappe à la manière des infiltrations tuberculeuses des mêmes parties. Mais deux fois j'ai vu des masses cancéreuses plus ou moins aplaties et d'une dimension assez considérable, implantées sur la membrane muqueuse du bassinet et des calices. » Il est assez commun de voir le cancer gagner le bassinet; quelquefois on trouve dans cet organe des caillots fibrineux en même temps que de la matière cancéreuse.

(1) Rayer. Loc. cit., p. 679.

Le cancer du rein peut s'étendre à l'uretère. Dans un grand nombre de cas ce canal était obturé par un bouchon carcinomateux. D'autres fois on a noté que c'était un caillot sanguin qui fermait la lumière de ce conduit.

Quelquefois les deux parois de l'uretère se trouvent appliquées l'une contre l'autre, par suite de la compression qu'exerce sur le canal la tumeur du rein.

Les altérations des veines dans le carcinome rénal ne sont pas moins fréquentes que celles du bassinet et de l'uretère. Entourée de tous côtés par le tissu morbide la veine rénale ne tarde pas à être envahie à son tour, c'est du moins ce qui arrive le plus ordinairement; il y a cependant des cas où la veine rénale est restée tout à fait intacte. Généralement les parois du vaisseau finissent par céder et l'on voit la substance cancéreuse après avoir détruit successivement les diverses tuniques de la veine, faire hernie dans sa lumière et finalement l'obstruer complètement. Ces productions morbides ne s'arrêtent pas toujours à la veine rénale, elles gagnent souvent la veine cave inférieure; en même temps on peut voir se former des thromboses dans la veine iliaque et dans la crurale. Gintrac (1) rapporte le fait d'un homme de 59 ans, mort d'un cancer du rein droit, chez lequel on trouva à l'autopsie un caillot dans la veine cave pareil à la dégénérescence cancéreuse ramollie du rein; la veine azygos était remplie de matière encéphaloïde.

Dans plusieurs de ses observations Lebert a noté que la matière cancéreuse s'était propagée aux veines

(1) Gintrac. Memoires et observ. de méd. clinique et d'anat. path., p. 109. Bordeaux, 1830.

rénales; dans l'un des cas qu'il rapporte le cancer avait envahi dans une grande étendue la veine cave ascendante. Rayer mentionne aussi ces obstructions veineuses et cite plusieurs observations à l'appui.

Le cas suivant, publié par M. le Dr Laboulbène (1), est un très-bel exemple de cancer du rein gauche avec caillot encéphaloïde dans la veine cave et la veine rénale et oblitération des veines iliaque et crurale gauches.

OBSERVATION III.

Cancer du rein gauche; tumeur rénale; hématurie habituelle; caillot encéphaloïde dans la veine cave et la veine rénale gauche.

Il s'agit d'une femme de 62 ans qui a succombé dans le service de M. Rayer, salle Saint-Basile, nº 21.

A l'époque où elle est entrée à l'hôpital, le 18 février 1855, elle souffrait depuis plusieurs mois dans le côté gauche du ventre, elle avait une teinte jaunâtre, cachectique, une anasarque et une ascite très-prononcées.

On sentait dans le côté gauche de l'abdomen une tumeur un peu mobile, légèrement douloureuse à la pression. L'urine était trouble, sanguinolente, l'appétit encore bien conservé. Peu de douleurs rénales spontanées. L'embonpoint avait été autrefois très-considérable chez cette malade et avait diminué chez elle au moment où l'anasarque était survenue.

Depuis son entrée on a souvent reconnu l'augmentation lente, mais évidente de la tumeur. L'urine s'est montrée parfois bourbeuse, parfois semblable à de la lavure de chair, suivant qu'on avait sous les yeux l'urine de différentes émissions. On y a constaté à diverses reprises, avec le microscope, des globules sanguins et des dépôts fibrineux.

L'anasarque s'est accrue, l'enflure a envahi les parties supérieures du tronc, les jambes et surtout le membre pelvien gauche étaient énormément distendus. Peu de fièvre jusqu'au dernier moment. Sur les instances de la malade, on a pratiqué tous les deux jours 6 piqûres avec une aiguille ordinaire et il s'est écoulé alors une quantité de sérosité suffisante pour amener du soulagement. La mort est arrivée le 29 mars à six heures du matin, après une longue agonie.

(1) Laboulbène. Comptes rendus des séances et Mémoires de la Société de Biologie, 1855, 2e série, t. II. p. 51.

A l'*autopsie*, pratiquée vingt-huit heures après la mort, il s'écoule une grande quantité de sérosité abdominale.

Les intestins sont brunâtres et revêtus d'une mince couche pseudo-membraneuse ardoisée.

La tumeur gauche rénale est enveloppée de ganglions cancéreux, surtout à sa partie interne. Elle est bosselée, mais conserve encore l'apparence d'un rein énorme.

Débarrassée de la gangue où elle était plongée, on trouve que la membrane extérieure propre est très-épaisse et on a beaucoup de peine à la décortiquer. Après l'enlèvement de cette membrane, la substance rénale se montre parsemée de mamelons de diverses couleurs, blanchâtres, rosés, violacés, se déchirant avec facilité et adhérent à la membrane extérieure. Après la déchirure, ils fournissent une sorte de bouillie qui s'écoule, semblable à du vermillon ou à de la lie de vin épaissie. Le réseau vasculaire extérieur est très-développé, surtout autour de ces mamelons. Les ganglions extérieurs sont aussi très-vascularisés. La plupart sont bosselés et remplis de matière encéphaloïde.

A la coupe, on trouve tout le tissu du rein transformé en une substance encéphaloïde, ressemblant à une éponge criblée de trous et de cavernes. Celles-ci sont remplies d'une pulpe rosée, rougeâtre et lie de vin. On remarque en divers endroits des caillots fibrineux à divers degrés de décoloration, il en existe de récents et violacés.

En quelques points seulement on aperçoit la substance propre du rein encore reconnaissable, mais très-injectée au voisinage des excavations, anémiée, pâlie dans les endroits où elle est isolée.

On remarque enfin, autour de plusieurs des vacuoles ou des trous signalés plus haut, une matière jaunâtre qui n'était autre que l'encéphaloïde à l'état de crudité.

Les recherches faites pour reconnaître s'il existait des perforations vasculaires veineuses pour la matière encéphaloïde ne nous ont pas donné de résultats certains. Il est néanmoins probable que cette disposition existait, soit dans l'intérieur du rein pour les radicules de la veine rénale elle-même entourée de quelques ganglions cancéreux, mais nous n'avons pas vu le fait assez nettement pour l'affirmer, quoique, nous le répétons, la disposition des parties nous l'ait fait juger très-probable en plusieurs endroits.

Le bassinet et les calices sont très-épaissis, blanchâtres, pleins de détritus, lie de vin, bourbeux. Il existe un caillot fibrineux très-considérable à la partie inférieure du bassinet, il adhère fortement en haut et en arrière dans un calice.

Sur le bassinet hypertrophié, on trouve encore à la partie inférieure l'aspect du cancer vésical; il existe en cet endroit de très-petites élévations, peu saillantes, irrégulières, une sorte de granit noir, gris, blanc et rougeâtre. On voit enfin encore un peu de substance tubuleuse et quelques mamelons, mais ils sont généralement peu visibles.

La veine rénale renferme dans toute son étendue un caillot mou, putrilagineux, violacé ou brunâtre; les parois ne paraissent pas saines, elles sont irrégulièrement lacérées en quelques endroits, la veine cave elle-même, dans une partie limitée à la hauteur de la veine porte, renferme un caillot pareil, mais il devient en cet endroit ferme et obturant. En bas, la veine cave est oblitérée, ainsi que la veine iliaque gauche et la crurale gauche par un caillot résistant, adhérent aux parois veineuses.

La longueur de ce rein gauche était de 22 centimètres. La largeur de 9 centim. et demi; l'épaisseur d'environ 7 centimètres.

La substance renfermée dans les vacuoles, examinée au microscope par M. Davaine et par moi-même, est composée de noyaux cancéreux, gros, ovoïdes, réfractant fortement la lumière, à un ou deux nucléole d'aspect graisseux. On a trouvé quelques rares cellules en certains points.

Le caillot de la veine rénale renfermait les éléments de la fibrine et des globules sanguins altérés.

Les caillots fermes et adhérents des autres veines étaient fibrineux, sans matière cancéreuse.

Rein droit. Le rein droit est gros, pâle, anémié. La tunique est épaissie et s'enlève avec un peu de difficulté. Il présente une substance corticale d'aspect ordinaire, mais plus pâle, sans étoiles veineuses. A la coupe, la substance tubuleuse est plus rouge que de coutume. Il existe un petit point blanc, opaque, semblable à un grain de semoule. Je l'ai examiné au microscope; il était entièrement composé de granulations variables pour la grosseur, ayant entièrement l'aspect graisseux.

La longueur de ce rein était de 14 centim.; la largeur de 7 centim.; son épaisseur de 4 centim. et demi.

Le bassinet de ce rein droit était opaque, épaissi, arborisé.

Les uretères étaient sains des deux côtés; celui du côté gauche n'offrait qu'à sa naissance, près du bassinet, l'aspect de cancer vésical déjà signalé.

La vessie était saine.

Le foie très-développé était cirrhosé et on trouvait, en quelques endroits, des mamelons cancéreux, encéphaloïdes, reconnaissables à l'œil nu et vérifiés par l'examen microscopique. Les veines porte et sus-hépatiques étaient saines.

Les autres organes abdominaux ou thoraciques ne m'ont rien offert digne d'être signalé.

De même que dans les carcinomes des autres organes les ganglions lymphatiques dans le cancer du rein sont fréquemment atteints par la dégénérescence.

On peut voir les ganglions du hile du rein complètement transformés en matière cancéreuse et réunis en une seule masse assez considérable pour amener l'œdème par compression veineuse et l'hydronéphrose, par compression de l'uretère. Le cancer peut s'étendre quelquefois aux ganglions lymphatiques prévertébraux, au périoste et aux vertèbres. (V. obs. 1.)

La tumeur rénale contracte généralement des adhérences avec les organes qui l'entourent. C'est ainsi qu'on voit se former des adhérences du rein droit avec la partie concave du foie qui de proche en proche s'infiltre de matière cancéreuse dans les cas de carcinome du rein droit.

Lorsque le cancer occupe le rein gauche, la propagation peut se faire à la rate et à l'estomac, mais l'extension de la dégénérescence à ces organes est bien plus rare que celle du cancer du rein droit à la glande hépatique.

La tumeur présente presque toujours des adhérences avec les intestins. Le carcinome siégeant dans le rein droit peut finir par perforer le duodénum. Rayer (1) rapporte une observation de cancer du rein droit qui se fit jour dans la cavité duodénale ; à l'autopsie, on put constater la présence d'une ulcération et les lésions de la péritonite.

Abele (2) cite un cas où par suite d'adhérences on vit la tumeur se faire jour à travers les parois abdominales.

Nous venons de voir comment le cancer du rein pouvait s'étendre aux organes qui l'environnent,

(1) Rayer. Loc. cit., p, 705.
(2) Abele. Schmidts Jahrb. Bd, V.

nous avons dit qu'outre les productions carcinomateuses que l'on rencontre quelquefois dans les veines et dans le bassinet, on voyait fréquemment la néoplasie gagner les ganglions voisins et particulièrement ceux qui occupent la scissure du rein.

Mais indépendamment de ces lésions que l'on peut appeler des lésions de contiguïté, il en est d'autres qui sont dues à l'infection générale, à la diathèse cancéreuse. Il arrive un moment où la santé générale se détériore, où l'on voit apparaître des cancers secondaires dans les organes les plus divers et les plus éloignés. Pour les tumeurs cancéreuses qui se développent dans les ganglions lymphatiques, dans les organes voisins on saisit facilement le lien qui les rattache au carcinome primitif, il n'en est pas de même des cancers par infection dont la production reste encore à expliquer.

Il peut se faire qu'ils résultent, dans le sang, d'éléments cancéreux empruntés à la tumeur, mais cette hypothèse demande de nouvelles preuves pour être définitivement acceptée.

Quels sont les organes dans lesquels on rencontre le plus souvent ces cancers par infection? « La généralisation du cancer, dit Lebert (1), a eu lieu, pour les 12 observations que nous analysons, 7 fois sur 12. Dans les 5 autres le cancer rénal était unique. Le foie, le mésentère et les ganglions abdominaux, et le poumon sont le plus fréquemment atteints; le système osseux l'a été 2 fois sur 7. » Sur les 42 observations de Roberts, il y en a 26 dans lesquelles la

(1) Lebert. Loc. cit., p. 868.

tumeur primitive était accompagnée de dépôts secondaires dans d'autres organes; dans les 16 autres cas, le rein seul était affecté de carcinome. Le tableau suivant indique la localisation des dépôts secondaires dans les 26 cas dont nous parlons (1).

Le rein seul cancéreux.	16 cas.
Dépôts secondaires dans d'autres organes. .	26 cas.

Ces dépôts se trouvaient ainsi répartis :

Dans les ganglions lombaires, mésentériques et vertébraux.	14 fois.
Dans les poumons.	13 »
Dans le foie.	11 »
Dans la capsule surrénale.	4 »
Dans le cœur.	3 »
Dans les vertèbres et les côtes.	3 »
Dans chacun des 3 organes : vessie, utérus, pénis.	1 »

L'association peu commune du cancer primitif du rein avec des dépôts cancéreux dans les voies urinaires inférieures ressort manifestement de cette statistique. C'est là un fait très-remarquable et très-surprenant vu les rapports anatomiques et fonctionnels de ces divers organes.

En terminant ce chapitre de l'anatomie pathologique, nous devons encore mentionner les lésions non cancéreuses que l'on rencontre quelquefois chez les individus affectés d'un carcinome du rein. Le plus ordinairement, avons-nous dit, l'un des deux reins se trouve seul atteint, lorsqu'il s'agit de cancer primitif. Le rein du côté opposé est très-souvent hypertrophié,

(1) Roberts. Loc. cit., p. 440.

quelquefois il présente les signes de la régression graisseuse ; plus rarement on constate son atrophie. A côté des lésions cancéreuses dans le rein malade, on peut voir des traces de néphrite interstitielle. Les altérations de la pyélite calculeuse viennent bien rarement s'ajouter à celles du carcinome. Quant aux tubercules voici ce qu'en dit Rayer : « je n'ai rencontré qu'un très-petit nombre de fois la dégénérescence tuberculeuse associée au cancer ; j'ai vu plus souvent chez un même individu des tubercules dans les poumons et de la matière encéphaloïde dans les reins (1) ». Rosenstein n'a eu qu'une seule fois l'occasion de noter la présence de tubercules dans un rein cancéreux.

On a aussi relaté dans quelques autopsies l'inflammation des calices, du bassinet et de l'uretère.

CHAPITRE III.

SYMPTOMATOLOGIE.

Avant d'aborder cette partie si importante et encore si obscure de l'histoire du cancer du rein, nous devons avec Rayer et les auteurs qui après lui se sont occupés de la maladie, insister sur ce fait, que plusieurs ou même la plupart des signes caractéristiques peuvent venir à manquer. L'idée d'un carcinome dans le rein ne se présente généralement à l'esprit de l'observateur que s'il vient à constater l'existence d'une tumeur abdominale coïncidant avec des hématuries répétées et un état cachectique manifeste. Ces deux symptômes, la tumeur et l'hématurie qu'on peut considérer à juste titre comme les deux signes révélateurs de la maladie, feront souvent défaut l'un ou l'autre, parfois tous les deux. Quelquefois, ce n'est qu'à une période avancée de l'affection qu'on se trouve en face d'un ensemble de phénomènes pouvant faire supposer un cancer dans le rein. A son début, et dans certains cas, pendant des mois et des années, la maladie ne se révèle à nous que par un certain nombre de signes dont la signification n'a aucune valeur. Dans des cas plus rares, mais dont il existe cependant des observations authentiques, on a vu le cancer du rein ne pas même être soupçonné du vivant du malade, ce n'est qu'à l'autopsie que le médecin a pu reconnaître la cause des accidents qu'il avait observés, et la nature de l'affection qui leur avait donné naissance. Le cancer du rein peut donc être latent, la chose ne saurait être mise en doute. Voici comment s'exprime Rayer (1) à ce sujet : « Les cas de cancer du rein, qu'on rencontre dans la pratique, peuvent être classés dans trois catégories. La première comprend les cas de dépôts de matière encéphaloïde dans les reins, sans augmentation de volume de ces organes et sans hématurie (cancer latent) ; la seconde les cas de cancer du rein ou du bassinet principalement caractérisés par des douleurs rénales et par une hématurie habituelle sans augmentation notable de volume du rein (ces cas, quoique moins obscurs que les premiers, sont plus souvent soupçonnés que reconnus pendant la vie) ; enfin, une troisième catégorie se compose des cas de cancer annoncés par une

(1) Rayer. Loc. cit., p. 688.

tumeur rénale dure, facilement appréciable au toucher et par une hématurie habituelle. » Ces trois catégories, si bien établies par Rayer, doivent être conservées ; il est nécessaire d'y ajouter une quatrième classe comprenant les cas de cancer du rein, caractérisés par une tumeur, sans altération de l'urine. Les cas de ce genre ne sont pas rares, attendu que l'hématurie manque bien plus souvent que la tumeur. C'est dans cette classe que vient se ranger le cas si intéressant rapporté par Döderlein, dans sa thèse inaugurale (1), il en est de même de celui que nous avons eu occasion de voir à l'hôpital de la Charité.

Cela dit, occupons-nous de ce que l'on observe lorsque la maladie apparaît avec ses manifestations caractéristiques. Dans le rein, comme dans toutes les affections cancéreuses, le début est généralement vague et obscur. Tantôt c'est une douleur plus ou moins vive dans la région lombaire, ou dans l'hypochondre qui attire l'attention du médecin sur la cavité abdominale et lui fait découvrir l'existence d'une tumeur dans le rein, tantôt c'est un marasme à progrès lents qui fait naître le premier soupçon et met l'observateur sur la voie du diagnostic. Chez certains sujets c'est l'hématurie qui apparaît d'abord ; il n'est pas rare de voir la présence du sang dans l'urine annoncer l'existence de la maladie dont rien jusqu'alors n'avait fait prévoir le début. Mais, il est impossible de préciser quoi que ce soit quant à la manière dont commence le cancer du rein, et d'établir sur des bases certaines l'ordre d'apparition des divers symptômes. Lorsque l'affection

(1) Döderlein. Inaugural abhandlung. Erlangen, 1860.

est plus avancée, on constate la présence d'une tumeur et l'on voit survenir des hématuries. Ces deux signes, qui sont de beaucoup les plus importants, doivent être l'objet d'une étude particulière.

« Le plus souvent, dit Rayer, le rein, devenu cancéreux, augmente de volume de manière à former une tumeur appréciable au toucher. » Roberts (1) considère la tumeur abdominale comme le signe le plus constant de la maladie. Sur cinquante-deux cas, il n'en a noté que deux avec absence de tumeur, dans tous les autres, on pouvait facilement s'assurer de la présence d'une grosseur dans l'abdomen ; le plus souvent même, ajoute-t-il, le rein augmenté de volume avait dse dimensions telles, qu'il suffisait d'un examen très-superficiel pour constater l'existence de la tumeur. C'est principalement chez les enfants qu'il est commun de voir les masses cancéreuses atteindre des proportions énormes.

Nous avons dit précédemment, au chapitre de l'anatomie pathologique, que le carcinome pouvait occuper le rein droit ou le rein gauche, plus rarement les deux, dans les cas de cancer primitif ; nous avons ajouté qu'il pouvait être limité à l'une des extrémités de l'organe, ou bien envahir celui-ci dans sa totalité. Il importe de rappeler ici ces divisions anatomiques, car il est bien évident que, dans ces divers cas, la tumeur ne sera pas la même, et que ses rapports avec les organes voisins ne seront pas les mêmes non plus. Supposons d'abord un cancer du rein droit limité à la partie supérieure de celui-ci, le diaphragme sera

(1) Roberts, Ioc. c t., p. 442.

refoulé vers la partie supérieure, le foie sera dvié à gauche ainsi que la percussion nous le fera aisément constater. Döderlein (1) a longuement insisté sur cette déviation de la glande hépatique ; chez le malade qui a fait le sujet de cette dissertation, la tumeur rénale avait non-seulement repoussé le foie à gauche, mais elle avait en outre exercé sur cet organe une pression de haut en bas et d'arrière en avant, de façon à mettre la face convexe en rapport direct avec la paroi abdominale. Quand la tumeur siége du côté gauche, on la verra envahir la région splénique, refouler de bas en haut la rate ainsi que le diaphragme ; lorsqu'elle n'occupe que la partie supérieure du rein, elle reste souvent cachée sous les arcs costaux surtout dans les premiers temps de la maladie ; ce n'est que bien plus tard, alors qu'elle a déjà pris un grand développement, qu'on la voit dépasser le rebord des fausses côtes et faire saillie dans le flanc. Lorsque c'est par l'extrémité inférieure de la glande rénale qu'a débuté la dégénérescence, et à plus forte raison quand l'organe tout entier a été envahi, que la tumeur siége à droite ou à gauche, on la trouvera presque toujours dans l'espace qui sépare les fausses côtes de la crête iliaque. Le rein prend parfois un accroissement tel, qu'il vient à occuper à lui seul la cavité abdominale.

A la percussion la tumeur rénale donne un son mat; cette matité fait place à un son tympanique dans les endroits où des anses intestinales sont venues se placer au-devant de la masse cancéreuse. La position de ces anses intestinales et les rapports qu'elles affectent

(1) Döderlein. Loc. cit., p. 7.

avec la tumeur méritent une attention spéciale. Dans le cancer du rein droit, l'intestin grêle est repoussé à gauche, le cæcum et la partie inférieure du côlon ascendant se trouvent le plus souvent au côté externe de la tumeur, tandis que la partie supérieure du côlon se dirige de bas en haut, et obliquement de droite à gauche au-devant de l'organe malade. Dans le cancer du rein gauche, le côlon descendant est presque toujours situé au-devant de la tumeur, il sépare celle-ci de la paroi abdominale. Roberts a beaucoup insisté sur cette présence du côlon au-devant de la masse cancéreuse, il la considère comme un signe constant qui permet de distinguer la tumeur rénale de celles appartenant aux organes voisins. Généralement, c'est la percussion qui vient nous révéler la présence de l'intestin, il n'en est cependant pas toujours ainsi ; il arrive assez fréquemment que, la tumeur venant à comprimer le côlon, les parois de cet intestin se trouvent ainsi appliquées l'une contre l'autre ; il est bien évident qu'en pareil cas, la percussion ne peut pas donner de sonorité ; mais, en déprimant tout doucement la paroi abdominale, il sera facile de sentir, entre celle-ci et la tumeur, une masse cylindrique mobile qui n'est autre que l'intestin vide et affaissé sur lui-même.

La tumeur est fixe, elle ne suit pas les mouvements du diaphragme. Sous le doigt elle présente presque toujours une certaine élasticité. Tantôt, elle est lisse et arrondie, tantôt, au contraire, bosselée et irrégulièrement lobée ; le plus souvent dure et ferme, elle peut parfois être d'une mollesse presque diffluente et donner une fausse sensation de fluctuation. On a vu la tumeur présenter du souffle et faire croire ainsi à l'existence d'un anévrysme. Ballard (1) rapporte un fait de ce genre. « Le souffle, dit-il, était tellement manifeste que Bright, après avoir examiné le malade, diagnostiqua un anévrysme de l'artère rénale. » Le même phénomène a été observé par Bristow (2). A la suite de la compression exercée par la tumeur sur les veines, on voit des thromboses se produire dans les veines, en même temps l'on peut noter la dilatation des veines superficielles de l'abdomen, l'œdème des membres inférieurs, parfois l'œdème des bourses et l'ascite.

Le second symptôme, au point de vue de l'importance, c'est l'hématurie. « Les urines, dit Lebert (3), restent rarement naturelles jusqu'à la fin de la maladie et seulement dans l'état franchement latent. Ordinairement elles sont de bonne heure troubles, sédimenteuses, mais elles ne deviennent caractéristiques qu'à une période avancée de la maladie. Il y a un symptôme qui alors présente une grande valeur lorsqu'il coïncide avec l'existence d'une tumeur rénale, c'est l'hématurie qui, dans quelques cas, ne survient que de loin en loin, tandis que dans d'autres elle est fréquente, quelquefois très-abondante. » Sur 49 cas dont Roberts a recueilli l'observation, il a noté 24 fois l'existence de l'hématurie ; dans les 25 autres cas, il ne put à aucun moment de la maladie constater la présence du sang dans l'urine. L'hématurie d'ailleurs est loin d'être un signe pathognomonique du cancer du

(1) Ballard. Loc. cit.
(2) Bristow. Méd. Times and Gaz., 1854, II, 395.
(3) Lebert. Loc. cit., p. 870.

rein, on l'observe dans beaucoup d'autres affections des voies urinaires, mais elle n'en a pas moins une grande valeur, attendu qu'elle constitue souvent le premier symptôme qui attire l'attention du malade et que, réunie à d'autres signes, elle vient éclairer le médecin et lui fait porter un diagnostic certain.

L'écoulement de sang est très-variable sous le rapport de la quantité. Quelquefois, en effet, cette quantité est très-faible, on ne la découvre pas au simple aspect, il faut pour en démontrer la présence avoir recours à l'emploi du microscope. On trouve alors des corpuscules sanguins tantôt intacts, tantôt modifiés, et ce qui caractérise tout particulièrement l'hémorrhagie du rein, des cylindres parsemés de corpuscules sanguins. Ordinairement le sang est intimement mêlé à l'urine qui prend différentes teintes suivant la proportion qu'elle en renferme. Tantôt elle est simplement rosée, ailleurs sa coloration est d'un rouge vermeil, d'autres fois elle offre une coloration noirâtre. On observe quelquefois chez les individus atteints de cancer du rein, des urines semblables à de la lavure de chair. L'urine contient aussi parfois des caillots en plus ou moins grande abondance. Ces caillots sont noirs, d'une fermeté différente suivant les cas ; le sang peut se coaguler dans l'uretère ou dans la vessie, de là l'excrétion de caillots vermiculaires ou de dépôts de sang corrompu et fétide. Ces caillots vermiculaires, cylindriques qui se forment dans l'uretère, ressemblent à des ascarides lombricoïdes et sont pris quelquefois pour des vers de cette espèce.

L'hématurie dans le cancer du rein ne s'accompagne pas de colique néphrétique, comme cela arrive dans la pyélite calculeuse, mais elle est le plus souvent précédée de douleurs dans la région lombaire. Elle a rarement lieu d'une manière permanente, elle cesse pour reparaître à intervalles variables. Ces alternatives d'apparition et de cessation de l'hémorrhagie, se renouvellent ordinairement un grand nombre de fois pendant le cours de la maladie. Mais les choses ne se passent pas toujours ainsi. L'hématurie peut se montrer au début de l'affection, puis cesser brusquement sans jamais se reproduire. Le plus ordinairement quand l'hémorrhagie s'arrête ainsi subitement, cela tient à une obstruction de l'uretère. L'occlusion de ce canal peut se produire sous l'influence d'un caillot sanguin ou de masses cancéreuses qui bouchent sa lumière, ou bien encore à la suite de la compression exercée sur lui par la tumeur rénale ; l'urine du rein non malade se trouve ainsi seule éliminée, et il est évident que dans ce cas on ne constate aucune altération du liquide urinaire. A l'hématurie succède quelquefois une anurie complète ; ce phénomène s'observe lorsqu'il y a obstruction du col de la vessie ou de l'urèthre par un caillot. Si dans certains cas l'hématurie se montre dès le début, on la voit dans d'autres, beaucoup plus rares il est vrai, ne se produire qu'à une période avancée du cancer. Towsend (1) rapporte un cas de carcinome rénal chez un malade qui, pendant tout le cours de l'affection ne présenta jamais de sang dans ses urines ; trois jours avant la mort survint une hématurie abondante.

Presque toujours c'est sans causes appréciables que

(1) Towsend. Dublin. Quart. Journ., 1868.

se produit l'hémorrhagie, quelquefois cependant elle est sollicitée par une violence extérieure, provoquée par un coup ou par une chute sur la région rénale. Brinton (1) cite à ce propos un cas très-intéressant dans lequel une hématurie en apparence traumatique fut le premier symptôme de la maladie. Les hémorrhagies que l'on observe dans de pareilles conditions sont presque toujours très-considérables.

L'urine ne présente rien de notable quant à la réaction. La quantité émise dans les vingt-quatre heures est aussi presque toujours normale, cependant on a remarqué quelquefois une diminution dans la sécrétion urinaire, il en fut ainsi dans l'observation que nous rapportons à la fin de notre thèse. Lorsque les urines sont sanglantes, ou y trouve de la fibrine et de l'albumine parce que ces deux substances constituent des éléments intégrants du sang, mais il est bien rare qu'il y ait albuminurie indépendamment de l'hématurie, sous l'influence d'une maladie de Bright concomitante. On a noté dans les urines la présence de leucocythes et de cellules épithéliales, on y a aussi trouvé des détritus organiques provenant de la tumeur ; dans les cas excessivement rares de cancer du rein compliqué de pyélite, on y a rencontré du pus.

Certains auteurs et en particulier Moore (2), ont attaché une très-grande importance à la présence dans l'urine de cellules fusiformes, multinucléaires, c'est-à-dire d'éléments ayant l'aspect caractéristique attribué à la cellule cancéreuse. Avant de chercher à découvrir celle-ci dans l'urine, il serait bon de s'entendre

(1) Brinton. Brith. med. Journ., 1857.
(2) Moore. Médico-chir. transact., V. XXV.

tout d'abord au sujet de cette fameuse cellule du cancer et d'ailleurs comment la reconnaître au milieu des cellules épithéliales si variées qui flottent dans l'urine, comment la distinguer des éléments provenant de la vessie et du bassinet? Nous ne pensons pas qu'on doive avoir beaucoup de confiance dans l'apparition de ces cellules dans l'urine : c'est un signe de valeur nulle, ne pouvant en rien faciliter le diagnostic ; bien plus, il peut induire en erreur et doit par conséquent être complètement rejeté.

Nous venons d'étudier les deux signes principaux, dont la réunion permet le plus souvent au médecin de diagnostiquer le cancer du rein. Parmi les autres symptômes que peuvent présenter les malades, il en est un qui, tout en étant déjà d'une valeur secondaire, mérite cependant d'être pris en considération. Nous voulons parler des douleurs éprouvées par les individus atteints de cancer du rein. La douleur est variable dans sa fréquence, dans son apparition, dans sa forme et son intensité. Elle peut faire complètement défaut, et de son absence il faudrait se garder de conclure à la non existence du cancer. Nowlan (1) rapporte un cas de cancer du rein dans lequel, malgré la présence d'une tumeur volumineuse, il n'y eut jamais la moindre douleur.

Lorsque la douleur survient, elle consiste tantôt en élancements se produisant par intervalles, tantôt elle est sourde, profonde, continue. Elle occupe le plus souvent la région lombaire et l'hypochondre du côté

(1) Nowlan. Dublin. Hosp. Gaz., 1851.

malade. Parfois, c'est un sentiment de compression, de constriction dans la région affectée qu'accusent les malades atteints de cancer du rein. La douleur se propage assez fréquemment le long des derniers nerfs intercostaux, elle donne alors lieu à tous les phénomènes de la névralgie intercostale; d'autres fois ce sont des irradiations le long du membre inférieur que l'on peut observer, on croit quelquefois avoir affaire à une sciatique. Spontanée chez certains malades, la douleur ne se révèle chez d'autres qu'à la suite d'une pression exercée par la main sur la partie malade. Elle ne s'accompagne jamais de rétraction du testicule comme cela arrive dans la pyélite.

Les symptômes que nous allons énumérer maintenant sont plus généraux et moins significatifs.

Nous trouvons d'abord les troubles des fonctions digestives : les digestions sont pénibles, longues, difficiles ; l'appétit vient à manquer, certains malades ont des nausées, des vomissements ; quelquefois, ce n'est pas de l'anorexie, mais au contraire une faim difficile à satisfaire que l'on peut observer, le fait a été noté quatre fois par Roberts, chez des enfants atteints de cancer du rein. La constipation est le symptôme le plus fréquent dans la plus grande partie du cours de la maladie ; à une époque plus avancée, il y a souvent des alternatives de diarrhée et de constipation et dans les derniers temps une diarrhée continuelle.

Dans la majorité des cas les malades offrent un amaigrissement très-marqué, ils perdent rapidement leurs forces et se voient obligés de renoncer à leurs occupations habituelles. L'amaigrissement et les troubles digestifs se montrent quelquefois avant l'apparition des signes caractéristiques de la maladie; dans ces cas le médecin devra toujours s'en préoccuper et se demander si son malade n'est pas atteint de quelque affection organique, dont jusqu'alors il avait méconnu l'existence.

A ces dérangements de l'appareil gastro-intestinal, à cet affaiblissement général ne tardent pas à se joindre les hydropisies (œdème des extrémités, ascite) dont nous avons déjà parlé à propos de la tumeur.

Le pouls reste normal ou bien offre un ralentissement notable.

Les malades loin de présenter une chaleur fébrile ont souvent une température plus basse que la température ordinaire; ce n'est guère que vers la fin ou lorsqu'il survient une complication que l'on constate un mouvement fébrile.

Du côté des organes respiratoires on observe à une époque assez avancée une gêne plus ou moins grande; la tumeur devenue très-volumineuse, entrave les mouvements du diaphragme et produit ainsi la dyspnée.

La coloration jaune-paille de la peau qu'on a donnée comme un caractère des affections cancéreuses est loin de se montrer constamment et au début on la chercherait en vain. La peau est habituellement sèche, terreuse ; la face généralement pâle.

L'intelligence reste presque toujours intacte jusqu'aux derniers moments.

Nous avons dit, plus haut, que le cancer du rein était accompagné de cancer dans d'autres organes, mais il est assez rare que ces dépôts carcinomateux donnent lieu à des symptômes correspondants. Le cancer secondaire dans le poumon donne rarement lieu à des signes caractéristiques. Les dépôts dans le foie se révèlent quelquefois à la palpation, à l'aide de laquelle on constate des inégalités et des bosselures à la surface de l'organe.

Le cancer des os se manifeste par des douleurs très-vives dans les parties altérées, le cas que nous avons observé à la Charité en est un exemple frappant. A la suite de l'extension du cancer au tissu cellulaire prévertébral et aux vertèbres elles-mêmes on pourra noter des signes indiquant que la moelle est comprimée, des paraplégies douloureuses. Outre ces phénomènes dus aux cancers secondaires développés dans les divers organes on pourra en observer d'autres qui tiennent aux différentes complications survenant parfois dans le cours de la maladie (hémorrhagie considérable, péritonite, etc.)

Nous ne voulons pas nous arrêter davantage à ces symptômes secondaires et en donner une description minutieuse, ce n'est point le but que nous nous sommes proposé d'atteindre. Nous avons cherché avant tout à étudier les signes qui par leur mode d'apparition, leur fréquence et leur marche ont un cachet particulier et propre à l'affection qui nous occupe.

Quelle est la marche de la maladie? Nous avons déjà pu voir dans l'étude isolée de chaque symptôme combien le moment de l'apparition de chaque phénomène était sujet à des variations, ce qui fera aisément comprendre que la marche générale de la maladie doit aussi être variable. Tantôt les progrès du mal sont continus et son évolution rapide, tantôt il semble qu'il subisse un temps d'arrêt et les symptômes peuvent s'amender ou plutôt rester stationnaires pendant un temps quelquefois assez long et ces sortes d'arrêts peuvent se présenter à plusieurs reprises. Dans un cas rapporté par Brinton, la maladie paraissait complétement enrayée dans sa marche, Brinton croyait même un moment à une entière guérison, lorsque survinrent des hématuries abondantes qui ne tardèrent pas à emporter le malade. En dehors de ces oscillations, la marche du cancer du rein, comme celle de tous les cancers internes est progressivement croissante.

Lente ou rapide dans son évolution, régulière ou irrégulière dans ses manifestations symptomatiques, l'affection n'en tend pas moins toujours vers une terminaison fatale. Le plus souvent c'est dans un état de profond marasme que meurent les individus atteints d'un cancer du rein. Beaucoup plus rarement la mort arrive à la suite d'hémorrhagies abondantes, plus rarement encore à la suite d'une perforation intestinale avec les symptômes de la péritonite suraiguë comme dans le cas relaté par Rayer. Nous n'avons pas trouvé d'observation de mort avec accidents urémiques, une pareille terminaison ne nous paraît toutefois pas impossible vu les lésions profondes de la glande rénale.

La durée de la maladie est très-difficile à apprécier, le début échappant presque toujours au médecin et souvent au malade, tant sont vagues et incertains les signes de la première période. « Nous ne trouvons malheureusement dans nos observations, dit Lebert (1),

(1) Lebert. Loc. cit., p. 870.

que des données fort peu complètes sur la durée totale de la maladie. Walshe l'a déterminée d'après 6 observations, dans lesquelles il l'a trouvée de 8 mois seulement en moyenne, ce qui concorde parfaitement avec nos observations tout incomplètes qu'elles sont. » Voici ce que dit à ce sujet Roberts : « La durée du cancer du rein varie, elle est beaucoup plus courte chez les enfants que chez les adultes. Dans 14 cas observés chez des enfants la durée moyenne fut de 7 à 8 mois, le minimum de durée de dix semaines, le maximum de 12 à 14 mois. Chez l'adulte la moyenne est de 2 ans et demi, les termes extrêmes sont de 5 mois à 7 ans ; sur 20 malades adultes observés par nous 8 moururent en moins de 12 mois, 7 en moins de 3 ans, l'un d'eux vécut pendant 4 ans avec son cancer, 3 autres pendant 6 ans, 1 autre enfin pendant 7 ans. Ces chiffres ainsi que ceux qui se rapportent à l'âge des malades sont en désaccord avec ceux que l'on trouve dans les livres classiques. L'hypothèse de Walshe adoptée par Lebert, d'après laquelle le carcinome du rein suivrait une marche plus rapide que celui des autres organes est contredite par ces chiffres qui établissent d'une façon très-nette que la mort arrive plus tardivement dans le cancer rénal que dans les autres cancers internes. Il faut chercher la raison de cette tolérance dans la présence d'un autre organe semblable pouvant suppléer son congénère hors d'état de remplir ses fonctions. » Nous nous associons aux réflexions de Roberts sans y rien ajouter, n'ayant pas suffisamment d'éléments à notre disposition pour fixer d'une manière certaine la durée moyenne du cancer du rein.

Nous faisons suivre ces considérations sur les symptômes et la marche de la maladie de trois observations très-intéressantes. La première est empruntée aux Bulletins de la Société anatomique; la seconde aux Bulletins de l'Académie de médecine ; quant à la troisième, elle est extraite de la monographie de Roberts.

OBSERVATION IV.

Cancer encéphaloïde du rein gauche, du foie et des poumons (1).

D... (François), âgé de 52 ans, entré à l'hôpital Beaujon (service de M. Robert) le 9 février 1858, est fortement constitué.

Il y sept ans (1851), étant en Suisse, il fut pris un soir d'un profond malaise, avec un violent mal de tête qui dura toute la nuit; le lendemain son état s'était un peu amendé, mais le malade s'aperçut qu'il pissait du sang presque pur. A partir de cette époque, il n'est jamais resté trois jours de suite sans uriner plus ou moins de sang, mais il ne souffrait pas des reins et éprouvait seulement des picotements au bout de la verge. Malgré cet état il continua ses affaires pendant cinq ans et demi avec la même activité. Il y a dix-sept mois il fut pris tout à coup d'une douleur violente, continue dans le flanc gauche, douleur qui n'a pas cessé depuis et lui a rendu la respiration extrêmement pénible. Dix mois se passèrent ainsi pendant lesquels le malade a perdu ses forces, a maigri, tandis que son teint a pris une couleur jaune-paille. Il s'aperçut, il y a sept mois, pour la première fois, qu'il portait une tumeur que son médecin attribua à la rate et qualifia même d'abcès de cet organe. Il n'y a que cinq semaines que ce malade a commencé à souffrir du foie.

Actuellement il a la respiration oppressée, le thorax évasé à sa partie inférieure pour se prêter à l'ampliation de l'abdomen. Dans le flanc gauche on trouve une tumeur amollie, d'un volume un peu inférieur à celui d'une tête de fœtus, à fluctuation peu nette; par la percussion on voit qu'elle s'étend en bas dans la fosse iliaque, et qu'elle remonte en haut dans la gouttière vertébrale. On ne peut distinguer

(1) Jaccoud. Bulletins de la Société anat., 1858.

la rate. A droite, le foie remonte jusqu'au mamelon, tandis qu'il déborde les côtes de cinq travers de doigt; par son extrémité gauche il atteint presque la tumeur du côté opposé. Le bord tranchant est mousse, arrondi, mais régulier, ainsi que toute la surface de l'organe accessible à la palpation. La cavité abdominale contient un peu de sérosité. Les membres inférieurs et la verge sont le siége d'un œdème considérable, le reste du corps est légèrement infiltré. Les urines sont rouges, épaisses et contiennent en même temps que des caillots quelques détritus organiques pulpeux. Le malade n'a jamais eu d'ictère. Le diagnostic fut ainsi formulé : cancer du rein gauche, tumeur du foie probablement de même nature. Une ponction exploratice dans le flanc gauche ne donne issue qu'à de la sérosité sanguinolente, et le malade mourut le 16 février sans avoir présenté aucun phénomène nouveau.

Autopsie. — A l'ouverture de l'abdomen le foie apparaît volumineux et marbré de taches blanches qui dans certains points ont entièrement fait disparaître sa substance propre. L'organe a conservé sa forme normale, le volume seul est augmenté. La coupe présente le même aspect que la surface; ce sont partout de petites masses blanches assez fermes, tantôt séparées par du tissu hépatique congestionné, tantôt confluentes et formant de gros noyaux encéphaloïdes irréguliers. Les conduits biliaires ainsi que la vésicule sont libres et contiennent de la bile normale. Les vaisseaux sanguins à leur entrée dans l'organe sont sains.

Les intestins sont sains et sont refoulés par une tumeur oblongue située dans le flanc gauche et coiffée par la rate, laquelle est également saine; son tissu est peut-être un peu plus compacte que d'habitude. Cette tumeur est oblongue; elle a la forme du rein et s'étend depuis le diaphragme, qu'elle a refoulé en haut, jusque dans la fosse iliaque qu'elle remplit. Elle est formée par une coque fibreuse épaisse de 4 à 5 millimètres; à sa face interne et postérieure existe un renflement qui s'effile et se termine par un canal noueux du volume de l'index, aboutissant à la vessie : c'est l'uretère hypertrophié, mais perméable. En effet, lorsqu'on vient à le comprimer de haut en bas, on fait refluer dans la vessie un jet d'urine sanguinolente interrompu par la sortie de caillots blanchâtres ou pulpeux et rouges, qui s'effilent en franchissant l'orifice de l'uretère. La vessie contenait de l'urine et des matières rougeâtres pulpeuses; elle était normale d'ailleurs. La prostate était hypertrophiée, mais non cancéreuse. En incisant l'uretère, on trouve ses parois épaissies, fibreuses; sa surface interne molle, pulpeuse, sa cavité remplie par les mêmes détritus qui existaient dans la vessie. En continuant l'incision sur la tumeur, on trouve sa cavité sectionnée par des cloisons plus ou moins complètes et dans lesquelles on reconnaît les calices et le bassinet. Le parenchyme du rein avait disparu et la présence d'une couche mince, rougeâtre, qui doublait la face interne des loges fibreuses, en était peut-être le dernier vestige. Plusieurs de ces loges s'ouvraient dans le bassinet par un orifice arrondi. De ces loges, les plus inférieures étaient remplies par une matière grisâtre, pulpeuse, pouvant encore se séparer en lames. A mesure qu'on l'étudiait plus près des loges inférieures, on la trouvait plus rouge, et enfin, tout à fait en haut, des caillots de sang encore récents indiquaient que les parties grises étaient simplement des caillots plus anciens, ayant subi, comme l'a montré le microscope, un commencement de transformation graisseuse. A la paroi interne des loges, on découvrait de petites touffes vasculaires, fongueuses; c'était là sans doute l'origine des caillots, car le reste des parois était lisse et fibreux. Le microscope a démontré dans ces fongosités les éléments du cancer.

Le rein droit est presque doublé de volume; il est médiocrement congestionné ; la substance corticale est marbrée de nuances plus blanches, qui dénotent une tendance à l'état graisseux. Il n'y a pas de substance cancéreuse.

Les poumons, outre un œdème considérable, présentent de nombreuses petites masses blanches, cancéreuses, piriformes, disséminées vers la plèvre et dans l'épaisseur de ces organes. Au microscope, elles présentèrent des cellules de cancer, de la graisse et quelques cristaux de phosphate de chaux, qui ont porté M. Gubler à penser qu'il avait examiné des noyaux provenant des ganglions lymphatiques de la racine des poumons.

Le cœur gauche était hypertrophié; les valvules étaient opaques, ternes, légèrement épaissies par un peu d'infiltration. La surface interne des oreillettes était opaque, grise, plissée, dépolie; les artères pulmonaires offraient le même aspect ; la surface interne de l'aorte était chagrinée, rugueuse, avec de légers épaississements cartilagineux.

Le cerveau était exsangue, mais sans altération.

Tout le tissu cellulaire du corps, mais surtout celui des membres, est infiltré de sérosité.

Les os ont leur densité normale ; le tissu compacte est dur, éburné; le tissu médullaire est jaune, il remplit le canal et ne contient que de la graisse. Une partie du tissu spongieux offre la même coloration jaune et la même infiltration graisseuse. On reconnaît encore le liséré épiphysaire à une petite ligne blanchâtre, ondulée ; la partie de la diaphyse qui avoisine le liséré, tranche sur la teinte jaune de la coupe, par la persistance d'une coloration rougeâtre qu'on retrouve dans le cartilage articulaire.

OBSERVATION V.

Cancer du rein gauche, par M. le docteur Dufau, de Mont-de-Marsan, chez un homme de 52 ans (1).

Cet homme dont l'aïeule maternelle était morte d'un cancer utérin, fut pris, vers l'âge de 26 ans, d'un flux hémorrhoïdal, qui neuf années plus tard donna lieu à des pertes sanguines si fréquentes et si considérables qu'on eut recours à la ligature pour enlever deux énormes tumeurs situées à la marge de l'anus.

Après cette opération, les hémorrhagies disparurent sans retour et la santé se rétablit d'une manière inespérée. Mais quatre ou cinq ans après survint une hématurie se renouvelant à de très-longs intervalles avec accompagnement de douleurs gravatives dans les lombes surtout du côté gauche.

Dix années plus tard, M. le Dr Dufau, appelé près du malade pris de fièvre avec nausées et vomissements, reconnut dans le ventre une tumeur énorme s'étendant de l'hypochondre gauche à 4 ou 5 centimètres de la branche correspondante du pubis.

Cette tumeur d'abord indolore, puis de plus en plus sensible à la pression, devint bientôt le siége de douleurs excessives accompagnées d'une douleur moins aiguë et d'un caractère intermittent sur le trajet du nerf crural.

En même temps, la santé général s'altère de plus en plus, le teint devient jaune et le malade succombe dans l'épuisement.

A l'*autopsie* on trouve le rein gauche transformé en une tumeur volumineuse, bosselée à l'extérieur et constituée par des masses de substance encéphaloïde, ici encore ferme, là ramollie en pulpe rougeâtre, au milieu desquelles on ne retrouve plus de traces de son organisation primitive.

Dans les deux observations que nous venons de rapporter, la maladie s'est présentée avec ses symptômes principaux : tumeur, hématuries, douleurs. Mais ce qui frappe dans ces deux cas, c'est la longue durée de l'affection. En effet, si l'on fait partir le début du mal des premiers troubles urinaires, on trouve pour l'observation de M. Jaccoud une durée de sept ans, pour celle de M. Dufau une durée de douze ans. Ces

(1) Bulletins de l'Académie de médecine. Paris, 1870.

deux faits confirment donc l'opinion émise par Roberts sur la marche du cancer du rein.

Chez le malade de M. Jaccoud, l'hématurie, contrairement à ce qui se passe habituellement, a été permanente pendant tout le cours de l'affection.

OBSERVATION VI.

Cancer du rein gauche (1).

J. B..., âgé de 6 ans est admis à Middlesex Hospital dans le service du Dr Hawkins le 29 mai 1855. Né de parents bien portants........ A 3 ans il eut la coqueluche et peu après la rougeole ; en dehors de ces deux maladies sa santé a toujours été bonne. Il y a six semaines il fut pris d'un malaise général avec inappétence qui se prolongea pendant huit jours. Durant cette courte indisposition sa mère découvrit accidentellement une tumeur située à la partie supérieure gauche de l'abdomen. Elle lui parut de forme circulaire, ayant environ 2 pouces de diamètre; elle était dure, indolente, on pouvait exercer sur elle sans inconvénient une pression modérée. La mère de cet enfant raconte que la tumeur a toujours augmenté depuis le jour où elle en a reconnu l'existence jusqu'à l'entrée du malade à l'hôpital. Pendant tout ce temps l'enfant n'a accusé que de la fatigue musculaire.

Etat du malade au moment de l'admission à l'hôpital : Emaciation assez marquée. Abdomen très-distendu surtout du côté gauche où les veines sont dilatées et flexueuses. A la palpation on sent une tumeur de forme à peu près sphérique, de 3 pouces environ de diamètre occupant la région lombaire gauche et une partie de l'hypochondre du même côté. On délimite facilement le bord inférieur de la tumeur, mais les limites supérieures ne peuvent en être définies, la matité perçue se confond avec celle de la rate.

Le malade mange, boit, et dort très-bien. Il est levé presque toute la journée, monte et descend souvent les escaliers. Il ne se plaint d'aucune douleur.

Le malade reste ainsi en observation pendant douze mois jusqu'à l'époque de sa mort. La tumeur s'accroît rapidement et ne tarde pas à atteindre des proportions énormes.

Le 1er août on note ce qui suit : La tumeur s'étend à un demi-pouce au-dessous de l'ombilic et environ à la même distance à droite de la ligne médiane. L'abdomen est généralement très-augmenté de volume et les veines sont très-dilatées.

(1) Lancet, 1856, I, 626. Roberts, loc. cit., p. 448

L'enfant continue à rester levé une partie de la journée, il se promène chaque jour dans le jardin. Mais bien que mangeant très-souvent et prenant une grande quantité de nourriture, il s'amaigrit de jour en jour. Il ne paraît souffrir que de la gêne que lui cause la tumeur, l'abdomen étant devenu assez volumineux pour faire obstacle à la progression. Il accuse de la soif et manifeste fréquemment le désir de boire de l'eau froide. Les fonctions digestives s'accomplissent régulièrement. Les urines, émises assez souvent dans la journée et dépassant en quantité un peu la moyenne, ne présentent aucun caractère anormal.

Le malade continue à aller ainsi jusque vers le mois de septembre. Un matin après être resté quelque temps dans le jardin, il veut remonter l'escalier, mais il en est incapable et on doit le reporter dans son lit. A partir de ce jour, il demeure presque toujours alité. La tumeur augmente de volume jusqu'à la mort, quelque temps avant on sent de la fluctuation sur quelques-unes de ses parties. L'abdomen vers le milieu de décembre mesure 36 pouces de circonférence, et plus de 42 à la fin de mars. Pendant les deux derniers mois il souffre d'une dyspnée intense; pendant les trois dernières semaines on constate une orthopnée constante, et de l'œdème de la jambe gauche. L'appétit persiste jusqu'à la fin et les digestions continuent à se faire régulièrement. La constipation est notée dans les derniers jours.

Le malade s'épuise graduellement. La mort a lieu le 7 avril 1856.

Autopsie 54 heures après la mort. — L'abdomen tout entier sauf la région inguinale droite est occupé par une grosse tumeur globuleuse répondant en avant à la paroi abdominale, en arrière au muscle psoas. L'intestin grêle est repoussé en bas dans la région inguinale droite. La rate et le foie sont refoulés vers la partie supérieure. Tout le côlon transverse est adhérent à la tumeur; le côlon descendant qui passe au devant d'elle se trouve enveloppé en un point par le néoplasme. La tumeur est extraite du corps; elle est pesée, on trouve un poids de 31 livres. — On reconnaît encore quelques parties ayant la structure du rein, elles se trouvent dispersées au milieu des masses considérables du cancer médullaire. A la coupe on trouve le centre occupé par plusieurs pintes d'un liquide noirâtre, épais, dans lequel flottent plusieurs fragments de nature cancéreuse désagrégée; la partie la plus solide offre comme consistance celle d'une matière gélatineuse, demi-fluide.

L'autre rein est beaucoup augmenté de volume. On ne trouve de dépôt cancéreux dans aucun autre organe. »

L'observation précédente en dehors de l'âge du malade qui lui donne déjà un si vif intérêt, présente à remarquer les particularités suivantes :

1° Le volume extraordinaire de la tumeur et son rapide développement;

2° L'absence de douleurs malgré l'existence d'une tumeur cancéreuse énorme ;

3° L'état des urines dans lesquelles on n'a jamais constaté la moindre altération ;

4° L'absence de cancers secondaires.

CHAPITRE IV.

DIAGNOSTIC.

Le diagnostic du cancer du rein est loin d'être toujours facile, dans certains cas il est même impossible, mais quelques faits exceptionnels n'autorisent pas à dire qu'en général on ne peut reconnaître la maladie.

Le carcinome de la glande rénale n'a pas à vrai dire de signes pathognomoniques, il s'annonce par des symptômes que l'on rencontre dans beaucoup de maladies des voies urinaires, mais la succession de ces symptômes, le groupement des divers phénomènes, la marche même de la maladie éclaireront le plus souvent le médecin et lui permettront de reconnaître la nature et le siége du mal.

Lorsque chez un malade on constatera l'existence d'une tumeur abdominale, qu'en même temps on verra survenir chez lui de l'hématurie, l'idée d'une dégénérescence carcinomateuse du rein viendra immédiatement à l'esprit de l'observateur; le diagnostic s'établira d'une façon encore bien plus positive si à ces deux phénomènes viennent s'ajouter les douleurs et les signes de la cachexie cancéreuse. Nous nous sommes étendu assez longuement sur les symptômes de la maladie pour n'avoir pas besoin ici de nous arrêter aux cas de ce genre. Nous devons dans cette partie de notre travail nous occuper des cas dans lesquels l'un ou l'autre des signes importants vient à manquer.

La tumeur cancéreuse du rein peut être prise pour une intumescence du foie quand il s'agit du rein droit, pour une tumeur de la rate quand il s'agit du rein gauche ; on pourra également la confondre avec un kyste de l'ovaire ; des affections des reins autres que le cancer sont capables de donner naissance à des tumeurs assez volumineuses pour atteindre la région de l'hypochondre, ce sont les abcès, l'hydronéphrose, les kystes simples ou hydatiques, la fausse fluctuation de l'encéphaloïde prêtant facilement à cette méprise C'est à ces diverses maladies, bien plus communes que le cancer du rein que songera l'observateur lorsqu'il se trouvera en présence d'un malade ayant une tumeur abdominale et dont les urines n'offrent aucune altération. Le médecin devra se tenir en garde contre toute idée préconçue, il interrogera d'abord avec soin le malade sur le mode de développement et sur la marche de la tumeur, puis il procédera à l'examen de celle-ci pour déterminer d'une manière exacte sa situation. Il importe pour cet examen de connaître non-seulement la structure normale des organes et leurs différents rapports, mais encore leurs anomalies possibles et les diverses modifications qui en constituent l'anatomie pathologique.

Nous avons dit qu'un cancer du rein droit pouvait

être confondu avec une tumeur du foie ; il s'agit donc de distinguer l'un de l'autre. Voici ce qui résulte de l'observation : Dans le cancer du rein si l'on fait exécuter des mouvements respiratoires au malade on ne voit pas la tumeur suivre les mouvements du diaphragme comme cela arrive lorsque la tuméfaction appartient au foie, elle est fixe, immobile; quelquefois cependant quand le cancer est très-volumineux on peut constater un léger déplacement dans les profondes inspirations. Dans la dégénérescence carcinomateuse du rein, le foie se trouve dévié à gauche et refoulé de bas en haut ; entre le bord inférieur de la glande hépatique et le rein droit existe un intervalle rempli par une anse intestinale qui donne un son tympanique à la percussion. Ce dernier signe fait défaut dans les cas où la tumeur a contracté des adhérences avec la face inférieure du foie, il est alors impossible de séparer les deux organes au moyen de la percussion. Une autre indication est tirée de la position des intestins : les tumeurs hépatiques n'ont pas d'intestin au devant d'elles, et donnent par conséquent un son mat sur toute leur surface, tandis qu'en avant de la tumeur rénale se trouve le côlon ascendant qui se dirige obliquement de bas en haut et de droite à gauche et dont la présence nous est révélée par la percussion ou par la palpation. Il est cependant bon de savoir que les changements qui atteignent les organes malades peuvent quelquefois modifier considérablement leurs rapports anatomiques et par suite induire le médecin en erreur. C'est ainsi qu'on cite des cas de tumeur rénale en rapport immédiat avec la paroi abdominale, les intestins ayant été complètement rejetés en arrière;

une observation de ce genre a été publiée par Hotz (1). Frerichs (2) dans son Traité des maladies du foie s'exprime ainsi qu'il suit à propos des erreurs de diagnostic auxquelles peuvent donner lieu les tumeurs du rein droit : « Dans la plupart des cas le diagnostic est facilité par ce fait qu'au devant des tumeurs du rein sont placées des circonvolutions intestinales remplies par des gaz, tandis qu'il n'en est pas ordinairement ainsi pour les tumeurs du foie. D'après ma propre expérience, les tumeurs du rein qui résultent d'énormes cancers, etc., arrivent au contact avec la paroi abdominale beaucoup plus bas, dans la région cæcale, pour l'ordinaire elles sont séparées du foie par des portions d'intestin. Je ne me rappelle qu'un seul malade chez lequel il n'en était pas ainsi et dans ce cas on confondit un squirrhe du rein avec un carcinome du foie. La tumeur rénale grosse comme la tête d'un enfant était en contact avec la face inférieure du foie, et avait soulevé cet organe d'environ un espace intercostal. Elle n'était pas recouverte de circonvolutions intestinales météorisées. Dans le décubitus dorsal, il était facile de faire pénétrer les doigts entre la tumeur et le rebord costal, signe sur lequel Bright a insisté avec raison et qui devait parler contre un cancer du foie. La tumeur ne devait être prise pour telle qu'en supposant que c'était un produit de formation nouvelle restée libre et procédant de la partie postérieure du foie ; mais ces sortes de produits ne font jamais en dehors du parenchyme hépatique, qui leur forme une espèce de lit, une saillie aussi grande que celle que

(1) Hotz. Berlin. Klin. Wochenschrift, 1869, n° 23.

(2) Frerichs. Traité pratique des maladies du foie.

l'on était obligé d'admettre dans ce cas. Quand il s'agit de tumeurs des reins, il ne faut pas s'attendre à trouver dans la région lombaire, près des bords du muscle carré, une proéminence qui serve à la faire distinguer d'avec une maladie du foie. C'est en vain que la plupart du temps on chercherait cette espèce de saillie, car les tumeurs du parenchyme rénal ont coutume en se développant de se diriger en avant et en bas, quelquefois en haut. » Frerichs fait suivre ces réflexions de l'observation que voici :

OBSERVATION VII.

Carcinome du rein droit, déplacement du foie en haut et à gauche.

J. Rother âgé de 16 ans élève de l'Institution des aveugles, après avoir été traité pendant longtemps dans la division chirurgicale de l'hôpital pour un rhumatisme de l'articulation de la hanche, fut transféré le 19 août 1856 à la station interne. Depuis trois semaines, on observait une tumeur augmentant rapidement de volume, qui proéminait sous le rebord des côtes du côté droit et était couverte de veines dilatées ; au toucher cette tumeur paraissait lisse et élastique, fluctuante par places ; elle se déplaçait dans les profondes inspirations, la percussion donnait sur les lignes du mamelon et de l'aisselle une matité qui s'étendait depuis la troisième côte jusqu'à $0^m,21$ au-dessous. En arrière l'obscurité du son remontait jusqu'à la sixième vertèbre dorsale ; à gauche on suivait la matité au delà de l'épigastre jusqu'à la ligne axillaire, et en haut jusqu'à la cinquième côte. Pouls 120 à 130, respiration libre, appétit modéré, selles normales, urine pâle, sans albumine, ni sang. L'anémie fit, chez ce jeune homme, des progrès si rapides que la mort arriva dès le 24 septembre.

A l'autopsie, on trouva le foie augmenté considérablement de volume, il remplissait les deux hypochondres et l'épigastre jusqu'à l'ombilic : il refoulait le diaphragme jusqu'à la troisième côte à droite et à gauche jusqu'au bord inférieur de la quatrième ; en même temps il était repoussé de droite à gauche, de manière que le ligament suspenseur se trouvait sur la ligne du mamelon gauche et la vésicule biliaire à gauche de la ligne blanche. Un examen plus attentif fit voir que le développement apparent du foie était dû à un énorme cancer qui partant du rein droit avait refoulé la substance du lobe droit du foie et l'avait amincie jusqu'à la réduire à une sorte de membrane. La tumeur était limitée intérieurement par une capsule résistante et constituée par une masse fongueuse, blanchâtre, creusée de nombreux foyers apoplectiques; elle pesait 3 kil. 7. A côté du ligament suspenseur le parenchyme du foie contenait deux noyaux cancéreux gros comme des haricots; de semblables dépôts secondaires se trouvaient dans le lobe supérieur du poumon gauche; le lobe inférieur était comprimé; le cœur à l'état normal d'ailleurs était refoulé en haut; la rate contenait du sang et avait un volume médiocre; l'estomac et le canal intestinal ne présentaient aucune altération de texture essentielle. Le rein gauche était hypertrophié. »

Les productions cancéreuses du rein gauche ont été confondues quelquefois avec des intumescences de la rate consécutives à des fièvres intermittentes ou à une dégénérescence de cet organe. Indépendamment des anamnestiques qui déjà mettront sur la voie du diagnostic, on aura pour distinguer la tumeur rénale les caractères suivants : Elle est fixe et ne suit pas les mouvements du diaphragme, elle se dirige en bas vers la fosse iliaque et non d'arrière en avant vers l'épigastre et l'ombilic comme la tumeur splénique qui suit une direction parallèle aux côtes. La tumeur splénique se trouve en rapport directement avec la paroi abdominale, la tumeur du rein gauche s'en trouve séparée par le côlon descendant. Le plus souvent, c'est la percussion qui viendra révéler la présence de cet intestin au devant du rein malade, mais il peut arriver que le canal intestinal soit comprimé et affaissé sur lui-même par suite du développement exagéré de la tumeur, et alors la percussion ne donnera qu'un son mat. Dans ces cas, ainsi que nous l'avons déjà dit dans le chapitre précédent, il faut avoir recours à la palpation; on déprime la paroi abdominale et l'on ne tarde pas, lorsqu'il s'agit d'une tumeur du rein, à sentir au devant d'elle et se présentant sous la forme d'un cordon mobile, le côlon descendant vide et revenu sur lui-même. Généralement aussi on trouve à la percussion un espace sonore entre la matité splénique et celle due à la tumeur. C'est à l'aide de ces deux signes que M. le Dr Peter a pu faire le diagnostic de cancer du rein chez le malade que nous avons observé à la Charité et dont nous donnons ici l'histoire.

OBSERVATION VIII.

Cancer primitif du rein gauche; cancer de la tête humérale droite et de la synoviale articulaire; noyaux cancéreux dans le foie; granulations cancéreuses du poumon; endocardite de la valvule mitrale.

Le 18 septembre 1872 se présentait à la consultation de l'hôpital de la Charité le nommé Eugène L..., ouvrier typographe, âgé de 58 ans. Cet homme se plaignait d'une douleur spontanée, très-vive, continue, occupant l'articulation scapulo-humérale droite et s'opposant au plus léger mouvement articulaire. Cette douleur l'empêchant de travailler il venait pour entrer à l'hôpital. Il fut admis d'urgence; on lui donna le lit n° 14 de la salle Saint-Charles.

L'examen de ce malade fait le soir même de son entrée par M. le Dr Choyau, chef de clinique, permit à celui-ci de constater l'état suivant :

Cet homme était un peu amaigri, il était pâle, décoloré; il affirmait n'être malade que depuis huit jours, n'avoir jamais eu auparavant de douleurs articulaires, ni aucun trouble fonctionnel appréciable. Depuis les huit jours qu'il est malade, ses forces n'ont pas diminué; il n'a pas eu le moindre mouvement fébrile. L'épaule droite n'est le siége d'aucune déformation. La douleur spontanée qu'accuse le malade est considérablement exagérée par la pression et par les mouvements communiqués qui vont jusqu'à arracher des cris au patient. Cette douleur ne s'irradie point; elle est continue, avec des élancements apparaissant à des intervalles irréguliers. Elle est localisée au moignon de l'épaule droite; les autres jointures sont libres et tous les mouvements peuvent s'exécuter sans occasionner au malade la moindre souffrance. Cet homme n'a jamais eu de blennorrhagie.

L'examen des autres organes amène à constater, du côté du cœur, une impulsion plus considérable sans augmentation de la matité précordiale et un bruit de souffle systolique ayant son maximum à la pointe. Ce souffle est rude, très-appréciable et regardé comme le signe révélateur d'une insuffisance mitrale non douteuse. Le pouls est d'une fréquence modérée, sans intermittences et sans irrégularités. La peau n'est pas chaude. Point d'œdème des membres inférieurs, point de congestions viscérales consécutives appréciables.

Urines plutôt pâles que fortement colorées. On n'y trouve ni pus, ni sang, ni albumine, ni détritus d'aucune sorte.

Intelligence parfaitement conservée. L'appareil digestif ne présente rien de particulier. On fait très-promptement l'exploration physique de l'abdomen. Du reste, à l'inspection, le ventre ne paraissait pas tuméfié et le malade n'éprouvait aucune sensation douloureuse soit en haut, soit en bas, soit en avant, soit en arrière.

A la suite de cet examen, on porta le diagnostic suivant : arthrite scapulo-humérale droite de nature rhumatismale, endocardite de même nature siégeant sur la valvule mitrale. Un traitement local approprié fut fait à ce malade en même temps qu'un traitement tonique fut prescrit pour combattre son état général qu'on mit sur le compte d'une disposition rhumatismale et de mauvaises conditions hygiéniques.

Les douleurs articulaires persistèrent et devinrent même plus intenses, de telle sorte qu'au bout de quinze jours environ le malade ne pouvait plus imprimer le moindre mouvement à son épaule droite. Le malade resta ainsi cinq à six semaines sans qu'on examinât autre chose que son épaule et son cœur; aucun désordre fonctionnel n'attirait d'ailleurs l'attention vers d'autres organes et en particulier vers les organes urinaires. Cependant, l'état général allait toujours en s'aggravant; la pâleur et la décoloration qu'on avait notées tout d'abord avaient fait place à un teint cachectique jaunâtre. Les fonctions digestives s'affaiblissaient de plus en plus. L'amaigrissement faisait des progrès rapides.

C'est en présence de tous ces phénomènes qu'on se demanda si, indépendamment de la diathèse rhumatismale, il n'y avait pas chez cet homme une autre maladie dont l'influence pût expliquer l'aggravation progressive de son état. L'idée d'une affection organique abdominale vint aussitôt à l'esprit, et en palpant le ventre on ne tarda pas à trouver une tumeur. Celle-ci occupait le flanc et la partie supérieure de la fosse iliaque du côté gauche; elle était dure, élastique, résistante, et donnait immédiatement l'idée d'une tumeur solide.

Allongée, de forme ovalaire, elle présentait son grand axe dans le sens vertical, un peu oblique de gauche à droite. Au niveau de cette tumeur, la paroi abdominale était soulevée sans cependant se trouver immédiatement en rapport avec elle. Lorsqu'en effet on déprimait la paroi abdominale, on pouvait sentir, entre la main et la tumeur, une masse cylindrique verticale, douée d'une certaine mobilité et faisant immédiatement songer au côlon descendant vide de toute matière fécale. La tumeur ne présentait point de rebord tranchant ; elle s'étendait depuis la partie supérieure de la fosse iliaque gauche jusque sous les fausses côtes du même côté; sa direction, ainsi que nous l'avons fait remarquer plus haut, était oblique. M. le Dr Peter qui remplaçait alors M. le professeur Sée, pratiqua la percussion, et voici ce qu'il put constater : au niveau du rebord des fausses côtes, entre la matité que donnait la tumeur et la matité normale due à la présence de la rate, existait un espace sonore qui indiquait clairement que la néoplasie était indépendante de l'organe splénique. En arrière, la région lombaire du côté gauche n'était pas plus saillante que celle de droite ; elle n'était pas non plus d'une résistance plus marquée à la palpation. La matité était la même dans les deux régions lombaires. Les urines étaient toujours claires, sans albumine, sans pus ; pas de traces de sang. La quantité dans les vingt-quatre heures n'a pas été évaluée. Le malade n'accusait aucun touble fonctionnel du côté de l'excrétion urinaire.

Après ce nouvel examen on s'arrêta à l'idée d'une tumeur solide du rein, tumeur cancéreuse malgré l'absence d'hématurie. La saillie de la tumeur au niveau de la partie extérieure de l'abdomen tandis que la région lombaire gauche n'était le siége d'aucune déformation avait fait songer un instant à une néoplasie de la rate ; mais, tenant compte des résultats de la percussion que nous avons consignés plus haut et de la présence du côlon descendant au devant de la tumeur, M. Peter n'hésita pas à porter le diagnostic : cancer du rein gauche.

L'état du malade continua de s'aggraver, dans les derniers jours il présenta un peu de subdélire. La mort survint le 6 novembre 1872 à onze heures du soir dans un léger coma.

Autopsie, trente-six heures après la mort. Elle est commencée par l'ouverture de l'abdomen ; il se fait un écoulement de sérosité peu abondant. On trouve la tumeur a demi recouverte d'anses de l'intestin grêle et longée en avant et en dehors par le côlon descendant. On l'enlève et l'on constate qu'elle est formée par le rein gauche tout entier ; la capsule surrénale est tout à fait saine et à sa place habituelle.

A la coupe du rein on reconnaît l'encéphaloïde, à noyaux gris, mous, quelques-uns d'entre eux présentent à leur centre une dégénérescence régressive. A la surface on retrouve en quelques points des traces de la substance corticale. Le bassinet est oblitéré par une sorte de masse mollasse (fragments de tissu cancéreux) ; l'uretère au hile est obturé par de la matière cancéreuse qui paraît née de la paroi. On trouve de nombreux ganglions lymphatiques ramollis au hile et jusqu'en avant de l'aorte, au niveau de l'origine de la rénale.

La veine cave est libre de cancer ; la veine rénale n'a pas été examinée.

Le rein droit est normal.

Le foie, d'un volume normal, présente des noyaux cancéreux, généralement petits ; le plus gros a le volume d'une petite noix, il paraît résulter de l'accolement de plusieurs nodules en voie de régression.

En dehors de ces noyaux le tissu hépatique est sain.

La rate est un peu grosse; mais elle n'a pas d'altération de texture elle est à sa place habituelle.

L'estomac et les intestins ne présentent rien de particulier.

Les poumons sont un peu œdémateux au niveau de leurs bords postérieur et interne. Sur la séreuse pariétale, principalement vers le sommet, on trouve d'anciennes cicatrices; on constate aussi au même endroit l'existence de granulations grises, très-fines, paraissant cancéreuses.

La vessie ne présente pas la moindre altération cancéreuse.

Le cœur a son volume normal; la valvule mitrale présente de l'induration et de l'épaississement; l'orifice auriculo-ventriculaire n'est pas rétréci.

A droite, la tête de l'humérus est transformée en une masse cancéreuse moitié dure, moitié molle, gélatiniforme; cette lésion s'étend jusqu'au cartilage d'encroûtement de la tête qui est resté intact; la synoviale et les muscles périphériques sont envahis par le cancer. Au-dessus du col chirurgical existe une fracture probablement postérieure à la mort. L'omoplate est intacte.

Examen histologique. — Dans la petite portion du rein qui à l'œil nu paraissait encore saine, on reconnaît que les glomérules et les tubes sont conservés mais en même temps on voit que la plupart de ces tubes sont réduits de volume, qu'ils sont diminués de plus de moitié. Du tissu conjonctif renfermant un très-grand nombre de noyaux les sépare les uns des autres. En certains points ces tubes atrophiés sont extrêmement espacés et l'espace intermédiaire atteint dix fois le diamètre du tube (néphrite interstitielle très-avancée). Ce qui sépare cette portion du tissu cancéreux proprement dit est très-net.

Le tissu cancéreux est entouré par une zone dans laquelle on trouve quelques tubes ayant perdu leur épithélium. Immédiatement au delà de cette zone qui sépare si distinctement la partie cancéreuse de celle atteinte de néphrite interstitielle, on rencontre des alvéoles cancéreuses avec les éléments caractéristiques serrés les uns contre les autres et présentant pour la plupart des granulations graisseuses. Quand on s'éloigne de la périphérie de la tumeur pour étudier le tissu cancéreux à quelques millimètres plus loin, on trouve que la masse presque tout entière est atteinte de dégénérescence graisseuse, de telle sorte qu'on ne rencontre plus que des lobules caséeux dont l'étude histologique est impossible.

La tumeur rénale dans ce cas aura probablement débuté comme le pense Waldeyer dans les canalicules rénaux. Ce qui porte à admettre cette opinion c'est que dans la zone fibreuse qui circonscrit le cancer, on voit en certains points des espaces très-petits ressemblant à des canalicules et renfermant des éléments qui ont perdu les caractères de l'épithélium sans avoir acquis ceux des éléments cancéreux parfaitement constitués.

Dans le foie les cellules hépatiques sont aplaties et immédiatement en rapport, sans zone fibreuse intermédiaire, avec les alvéoles formées par une trame de tissu conjonctif très-délicate et remplies par des éléments cancéreux.

« Cet examen histologique a été fait par M. le Dr Lépine, chef de clinique, qui a bien voulu nous en communiquer les résultats. »

L'observation que nous venons de rapporter nous apprend :

1° Que dans certains, cas le cancer du rein peut suivre une marche tout à fait latente et que son existence dès lors ne peut être soupçonnée qu'à une période très-avancée de l'affection ;

2° Qu'il ne faut pas accorder une valeur exagérée à l'absence de l'hématurie qui n'implique nullement celle du cancer rénal ;

3° Que dans les cas analogues, la percussion et la palpation devront toujours être pratiquées avec le plus grand soin ;

4° Qu'un des caractères les plus importants de la tumeur rénale gauche, c'est d'avoir au devant d'elle le côlon descendant, tandis que la tumeur splénique se trouve en rapport direct avec la paroi abdominale.

Nousdevons aussi, dans l'observation qui précède, signaler la présence du cancer secondaire dans l'articulation scapulo-humérale droite, c'est un fait très-remarquable dont nous constatons l'existence, sans pouvoir en donner une explication satisfaisante.

On a pris quelquefois des tumeurs cancéreuses du ein, pour des tumeurs de l'ovaire. Roberts rapporte qu'une opération d'ovariotomie fut commencée par suite d'une erreur de diagnostic de ce genre, il s'agissait d'une dégénérescence encéphaloïde d'un rein mobile, les intestins étaient situés en arrière de la tumeur. Les cas de cette espèce sont rares et le plus souvent il est facile de distinguer la tumeur de l'ovaire de celle qui a son siége dans le rein. Nous ne voulons pas revenir sur les caractères de la tumeur rénale, après en avoir parlé si longuement au sujet des intumescences du foie et de la rate que l'on serait tenté de confondre avec elle, il nous suffira d'indiquer ici que la tumeur du rein se montre d'abord entre les fausses côtes et l'os des îles pour s'étendre ensuite vers la partie antérieure, tandis que le kyste de l'ovaire ou toute autre production morbide de cet organe débute dans les régions inguinale ou iliaque pour se développer de là vers les parties supérieures. Quand il s'agira d'une affection de l'ovaire, le toucher fera d'ailleurs reconnaître que la tumeur tient à l'utérus par la facilité avec laquelle on lui imprimera des mouvements en agissant sur cet organe.

Nous n'insistons pas sur le diagnostic différentiel de la tumeur cancéreuse du rein, d'avec les tumeurs stercorales du gros intestin siégeant dans le côlon ascendant ou descendant ; il est rare que la palpation n'y reconnaisse pas une dépressibilité qui ne peut laisser de doute sur la nature de la maladie.

Enfin, il peut arriver, mais le cas est rare, que les ganglions lymphatiques prélombaires devenant cancéreux, se tuméfient, se réunissent et s'agglomèrent de manière à former une tumeur considérable, mamelonnée et douloureuse qui simule une dégénérescence du rein. « J'ai vu, dit Rayer (1), un cas dans lequel une semblable altération fut prise pour un cancer du rein, non-seulement pendant la vie, mais encore après la mort. L'erreur ne fut reconnue que par une dissection attentive de la tumeur ; au-dessous d'une couche de tissu cellulaire induré, se trouvait le rein déformé, aplati, entièrement uni à la masse cancéreuse et complétement exempt de cancer.

Après avoir passé en revue et successivement éliminé les diverses tumeurs des organes voisins avec lesquelles on serait tenté de confondre le cancer du rein, il faudra, pour compléter le diagnostic, déterminer quelle est la nature de cette production dont le siége a été définitivement fixé dans la glande rénale. Dans la grande majorité des cas la chose sera aisée. Les productions cancéreuses du rein donnent généralement la sensation d'une tumeur solide ; ce caractère permettra déjà au médecin de les distinguer des kystes simples ou hydatiques, ainsi que de l'hydronéphrose, des abcès du rein, etc. Cependant il peut arriver que, dans certains cas de ramollissement cancéreux, la mollesse des tissus affectés soit très grande et fasse éprouver une sorte de fluctuation trompeuse ; dans ce cas le diagnostic devient souvent très-difficile. Pour ce qui est des kystes hydatiques du rein, il ne faut pas oublier que le frémissement qui leur est propre ne peut être perçu que dans un petit nombre de cas et que l'évacuation des acéphalocystes avec les urines, symptôme qui lève toute l'incertitude du diagnostic,

(1) Rayer. Loc. cit., p. 682.

n'a lieu qu'après la rupture de ces kystes dans le bassinet. Quand ces signes viennent à manquer, on en est souvent réduit aux inductions tirées des anamnestiques. L'hydronéphrose, comme le cancer du rein, peut donner naissance à une tumeur dans la région lombaire et dans la région abdominale; dans le premier cas, la tumeur est le plus souvent indolente, dans le second, elle est généralement douloureuse. Quant aux abcès des reins, ils sont presque constamment causés par la présence de calculs rénaux. La colique néphrétique occasionnée plus ou moins fréquemment par ces calculs, l'expulsion des graviers par les urines, suffiront pour établir le diagnostic.

Lorsque ainsi que cela se voit quelquefois, assez rarement il est vrai, l'hématurie est le seul symptôme observé, il s'agit après avoir constaté la présence du sang dans l'urine, de reconnaître le lieu d'où provient l'hémorrhagie et l'altération qui l'a produite. Il faut tout d'abord rechercher si le sang a été exhalé dans les reins, dans la vessie ou dans le canal de l'urèthre. Très-souvent, on ne peut avoir à cet égard que des présomptions.

Il est facile de distinguer l'hématurie rénale de l'uréthrorrhagie. Dans celle-ci, le sang s'écoule goutte à goutte et d'une manière continue, cela suffit pour que la source de l'hémorrhagie soit aisément reconnue quand même le sang refluerait en partie dans la vessie pour être ensuite rejeté par les urines, ce qui est fort rare. Dans les cas ordinaires, on peut, si l'on a quelque doute sur le siége de l'hémorrhagie, faire uriner le malade. S'il s'agit d'une hémorrhagie de l'urèthre, on voit l'urine devenir claire après le premier jet, ce qui n'a pas lieu dans les hématuries dont l'origine est dans le rein ; dans ce dernier cas, c'est vers la fin de la miction que le liquide sort plus foncé et présente assez souvent des caillots.

L'uréthrorrhagie d'ailleurs est presque toujours consécutive à la blennorrhagie, à quelque violence exercée sur le canal de l'urèthre ou à une cause traumatique quelconque, il sera donc facile de la distinguer de l'hématurie rénale rien qu'en interrogeant le malade ; elle s'observe encore dans les cas de cancer de la prostate, affection très-rare et dont les symptômes ne peuvent être confondus avec ceux du cancer du rein.

On peut se demander aussi si le sang n'a point sa source dans l'un des uretères, mais ces canaux sont si rarement le siége d'une hémorrhagie qu'il est inutile de s'arrêter à ce diagnostic.

Après s'être assuré que le sang vient de la vessie, il reste à déterminer s'il est fourni par cet organe ou s'il est simplement versé dans le réservoir urinaire après avoir été exhalé dans le rein. « Dans l'hématurie vésicale, disent MM. Bégin et Lallemand (1), le sang n'est ordinairement pas intimement mélangé avec l'urine ; il forme au contraire des caillots distincts, irréguliers, nageant dans un liquide d'ailleurs clair ou faiblement coloré et qui se précipitent isolément au fond du vase..... Lorsque l'hématurie provient des reins... le sang sort intimement mélangé avec l'urine ; distillé goutte à goutte et cheminant avec elle le long de l'uretère, il s'y incorpore, pour

(1) Dict. de méd. et de chir. prat., t. IX, p. 338.

ainsi dire et parvient ainsi dans la vessie. Alors même qu'il se coagule dans ce réservoir, une grande quantité de la matière colorante reste en suspension et communique une teinte foncée à la masse entière. » Roberts, de son côté, fait aussi remarquer que le sang qui vient du rein est uniformément mêlé à l'urine, lui communique une teinte rougeâtre obscure, et après le repos laisse déposer des grumeaux couleur chocolat. Quand il vient d'une autre portion des voies urinaires, la coloration de l'urine est vermillon et par taches plus vives ; le dépôt renferme des caillots facilement reconnaissables.

Tous ces signes différentiels, disent avec raison les auteurs du Compendium (1), se retrouvent difficilement au lit du malade, ce n'est qu'en déterminant la maladie qui produit l'hématurie que l'on parvient à constater le lieu qui fournit le sang, et cette question rentre par conséquent dans le diagnostic de chacune des affections des voies urinaires qui peuvent amener une hémorrhagie. Parmi celles-ci, nous écartons immédiatement la cystite calculeuse, les tubercules de la vessie avec cystite, le fongus de la vessie, affections dont le diagnostic n'offre en général pas de grandes difficultés. On ne peut donc guère songer qu'à un cancer de la vessie, on évitera toute erreur en se rappelant que cette maladie est caractérisée par de la difficulté dans la miction, des douleurs lancinantes et la formation d'une tumeur dans la région hypogastrique, symptômes qui le plus souvent précèdent l'hématurie.

Le médecin fixé sur le siége de l'hématurie n'aura

(1) Compendium de méd. prat., t. IV, p. 456.

plus qu'à se demander quelle est l'altération du rein dont l'hémorrhagie est le symptôme. Il soupçonnera l'existence d'un cancer rénal si l'écoulement sanguin survient chez un malade qui éprouve habituellement des douleurs lombaires, sans avoir rendu antérieurement du pus, de l'albumine, du sable ou des graviers, sans avoir été atteint de colique néphrétique. L'hématurie deviendra très significative si les douleurs existent dans l'intervalle des hémorrhagies comme pendant leur durée, si elles se renouvellent sans cause appréciable.

Ces douleurs qui surviennent chez certains malades, et quelquefois longtemps avant l'apparition des signes caractéristiques du cancer du rein, sont très-souvent prises pour des douleurs névralgiques ou rhumatismales. Il est bon que l'attention du médecin soit fixée sur ce point pour qu'il se tienne sur ses gardes et qu'avant d'émettre un avis, il fasse avec le plus grand soin l'examen de son malade. Il lui arrivera souvent ainsi de découvrir quelque autre phénomène qui, ajouté à la douleur, lui permettra de diagnostiquer la véritable cause du mal.

Il y a des cas, avons-nous dit, dans lesquels on voit les douleurs faire complètement défaut, la sécrétion urinaire suivre son cours ordinaire et le cancer se développer sans donner lieu à une augmentation notable de volume du rein. Dans ces formes latentes de la maladie, on ne pourra donc se guider que d'après les symptômes généraux. Souvent c'est un amaigrissement progressif s'accompagnant d'une pâleur extrême, que rien ne peut expliquer, qui mettront l'observateur sur la voie du diagnostic. Qu'on ne se hâte surtout pas en pareille occurrence d'attribuer à une simple anémie les phénomènes que présente le malade. Notre savant maître M. le professeur Sée, dans ses remarquables leçons sur les maladies chroniques, a bien des fois insisté sur ce point. A différentes reprises, il nous a fait remarquer combien on abusait du mot anémie, combien il se commettait ainsi d'erreurs de diagnostic. Croyant avoir affaire à une anémie, on administre du fer et du quinquina, le malade n'en continue pas moins à dépérir, finit par succomber, et à l'autopsie on est tout surpris de trouver un cancer. Cela se passe souvent ainsi pour le carcinome de l'estomac ou du foie, il en est de même pour le carcinome du rein. *Caveant consules*.

Parfois ces symptômes d'affaiblissement général s'accompagnent d'une diarrhée qui résiste à toutes les médications, et dont on cherche en vain la cause dans une affection intestinale. C'est ce qui est arrivé dans le cas suivant dont l'observation nous a été communiquée par notre excellent ami Edgard Hirtz, interne des hôpitaux. Chez le malade dont il s'agit, le principal symptôme observé fut une diarrhée persistante qui fit croire à une tuberculose intestinale ; à l'autopsie on trouva du cancer dans les deux reins.

OBSERVATION IX.

Cancer primitif des deux reins.

Le 25 juin 1872, entre au service de M. Descroizilles, salle Sainte-Agnès, Hôtel-Dieu, le nommé Georges B...., âgé de 48 ans. Cet homme originaire d'Allemagne, dit avoir passé la plus grande partie de sa vie en Angleterre et y avoir toujours joui d'une parfaite santé. Il avoue quelques excès alcooliques. C'est en 1871, immédiatement après la

Commune, qu'il est venu à Paris, c'est aussi à ce moment, si nous l'en croyons, qu'il a ressenti les premières atteintes de son mal.

Valet de chambre chez un Anglais, il dut bientôt cesser ses occupations habituelles. et au mois de novembre 1871, il se vit forcé d'entrer à l'hôpital. Il resta, nous dit-il, six mois à l'hôpital Lariboisière où il fut traité pour une diarrhée dont il souffrait depuis son arrivée à Paris. Sorti mal guéri, il passa quinze jours en ville, puis entra à l'Hôtel-Dieu.

A première vue, ce malade frappe par son teint pâle, légèrement jaunâtre; sa figure exprime la souffrance. Il se plaint de douleurs en ceinture; il accuse surtout un affaiblissement progressif qu'il attribue à sa diarrhée continuelle.

A l'examen de la poitrine et des divers organes de l'abdomen, on ne constate rien de particulier. Aucun trouble fonctionnel notable, sauf une légère diminution dans la quantité d'urine sécrétée dans les vingt-quatre heures. L'urine ne contient ni sang, ni albumine; le malade affirme n'avoir jamais eu le moindre écoulement sanguin par l'urèthre.

Pas d'œdème des extrémités inférieures.

En présence de ces signes négatifs d'un côté et de cette diarrhée incoercible de l'autre on se prononça pour une tuberculose intestinale malgré l'absence de tumeur à la palpation et de douleur à la pression.

Le malade fut traité par le bismuth et mis au régime lacté.

La diarrhée persistait toujours. Mais en même temps l'affaiblissement progressait et le malade maigrissait à vue d'œil, il prenait une teinte cachectique jaune-paille. On ne trouvait toujours pas d'œdème aux extrémités inférieures.

Il resta dans cet état jusque vers les derniers jours du mois d'août où il tomba dans une somnolence dont on ne le tirait qu'avec peine et qui ne tarda pas à dégénérer en coma. Il mourut dans cet état, le 2 septembre.

L'autopsie est commencée par le thorax. Poumons parfaitement sains; léger épanchement dans la plèvre gauche.

Abdomen. L'estomac n'offre rien de particulier à noter; les intestins, légèrement congestionnés, n'offrent aucune trace d'altération; la rate est congestionnée; le pancréas, normal quant à la texture, présente une densité plus forte qu'à l'ordinaire. Le foie, un peu augmenté de volume, nous montre à la coupe un petit noyau cancéreux siégeant à la partie supérieure droite.

Mais la lésion importante, celle dont l'existence, du vivant du malade, n'avait pas été soupçonnée, occupe les deux reins. Ces deux organes présentent un tiers en plus de leur volume habituel; à la coupe, on ne rencontre plus que des traces de la substance corticale et de la substance médullaire; à leur place on trouve un tissu assez résistant qui laisse suinter, lorsqu'on le racle avec le tranchant du couteau, un liquide blanc laiteux. Ce tissu, examiné au microscope, présente tous les caractères du carcinome encéphaloïde.

De tout ce qui précède, on peut conclure que le diagnostic, presque toujours impossible à la première période, est constamment d'une extrême difficulté. Nous croyons toutefois pouvoir dire, en terminant ce chapitre, que dans la plupart des cas l'examen des signes physiques, l'observation des signes fonctionnels et l'étude attentive des commémoratifs feront généralement reconnaître la nature et le siége du mal. Il faut cependant se hâter d'ajouter comme corollaire qu'il se trouvera des circonstances où quelque profond que soit le savoir du médecin, quelque grande que soit son expérience, il se verra placé en face de difficultés insurmontables qui ne lui permettront pas d'aller plus loin que l'hypothèse.

CHAPITRE V.

PRONOSTIC ET TRAITEMENT.

Est-il besoin dans une affection comme le cancer du rein de parler du pronostic? C'est celui du cancer en général, c'est-à-dire toujours mortel. Que la maladie soit simple ou compliquée de lésions cancéreuses dans d'autres organes, elle n'en a pas moins une terminaison fatale.

Comme dans toutes les affections cancéreuses internes, le médecin reste désarmé devant le développement du carcinome rénal. Tout ce qu'il peut faire c'est d'essayer de soulager son malade par tous les moyens qu'il a en son pouvoir. Calmer les douleurs par les opiacés, soutenir les forces du patient à l'aide d'une hygiène appropriée et d'une alimentation convenable, tel est le but que doit et que peut atteindre le médecin. L'accumulation des caillots dans l'uretère et dans la vessie, donne lieu quelquefois à l'obstruction du col de cet organe et par la suite à la rétention d'urine; dans ces cas, le cathétérisme et les injections d'eau chaude pourront devenir nécessaires. Quand les pertes de sang deviennent excessives on appliquera de la glace sur la tumeur, et on administrera à l'intérieur du tannin ou de la térébenthine.

Dans la *Gazette hebdomadaire* de l'année 1862, nous trouvons rapporté le fait très-curieux d'une extirpation d'un rein cancéreux. Il est juste de dire que l'opération a été pratiquée par suite d'une erreur de diagnostic. Voici du reste l'observation dont il s'agit :

Extirpation du rein pour un cancer encéphaloïde, par M. Wolcott.

Le 4 juin 1861, dit M. Ch. Stoddard, je fus prié, par le docteur Wolcott, de Milwankie (Amérique), de l'assister dans une extirpation de tumeur abdominale chez un homme âgé de 58 ans. Le malade était de grande taille, maigre, très-émacié; son teint montrait qu'il était atteint d'une affection organique grave. Il s'était toujours bien porté jusqu'à l'apparition de la tumeur six années auparavant. Son médecin ordinaire nous apprit que depuis ce moment il y eut quelques troubles dans la sécrétion de l'urine, qui parut contenir de l'albumine.

Nous trouvâmes la région de l'hypochondre droit occupée par une arge tumeur soulevant la paroi abdominale. La palpation la montrait comme demi-solide, attachée par un pédicule probablement vers le foie; mais elle semblait plus adhérente, et par une large surface, à la partie postérieure de l'abdomen. N'ayant pas de renseignements antérieurs suffisants et en prenant en grande considération l'état d'anxiété du malade, la disparition de la santé, nous crûmes qu'une opération pouvait seule lui offrir une chance de la recouvrer ; mais nous le prévînmes, ainsi que ses amis, que cette opération était grave. Notre diagnostic fut que nous avions affaire à une tumeur kystique du foie, pressant sur le rein et produisant assez d'irritation pour amener une albuminurie. Après administration du chloroforme, le docteur Wolcott fit une incision dans toute l'étendue de la tumeur et la prolongea profondément jusqu'au péritoine, que nous trouvâmes épaissi et un peu adhérent. Il incisa la tumeur, que nous trouvâmes être une masse encéphaloïde. Il chercha à la détacher de ses adhérences postérieures, et il trouva, vers sa partie supérieure, des tissus épaissis en forme de corde d'un pouce de circonférence, qui semblaient partir du bord postérieur du foie. Il lia avec soin le pédicule, le coupa et enleva la tumeur.

Les lambeaux furent rapprochés et réunis par la suture et des bandelettes adhésives. Lorsque le malade eut cessé d'être sous l'influence du chloroforme, on lui fit prendre des opiacés pour amener le sommeil.

La tumeur pesait environ 2 livres et demie ; en l'incisant, nous vîmes, sans pouvoir en douter, que nous avions affaire au rein, car une petite partie de son extrémité supérieure, exempte d'altération, présentait les tubes urinifères avec leur aspect normal.

Le malade survécut quinze jours à l'opération, et mourut, en apparence, de l'épuisement amené par la grande quantité de suppuration qui suivit cette opération. (Med. and surg. Reporter, Philadelphie, 1861, p. 126.)

Dans le cas que nous venons de rapporter, l'opération entreprise par les chirurgiens américains était d'autant moins justifiée qu'ils croyaient avoir affaire à une tumeur kystique du foie. Mais en admettant un diagnostic juste, celui d'un cancer, nous ne pensons pas qu'on soit autorisé à pratiquer une opération aussi téméraire que celle qui consiste à extirper le rein. Aussi n'avons-nous rapporté l'observation qui précède qu'à titre de simple curiosité.

INDEX BIBLIOGRAPHIQUE.

Walter. — Einige Krankheiten der Nieren. Berlin, 1800.

Miriel (G.). — Réflexions sommaires sur l'importance du diagnostic, in-4. Paris, 1810, p. 13.

Carraud (C.-G.). — Dissertation sur la néphrite, in-4. Paris, 1813, p. 21.

Chomel. — Journal de méd., chir. et pharmacie, 1814.

Rance. — Fongus hématode des reins. Bibl. méd. T. XLVII, p. 124, 1815.

Béclard. — Bulletins de la Faculté de Médecine, 1816.

Houssard. — Bibl. méd. T. LIX, p. 350, 1818.

Rostan. — Nouveau journ. de méd. T. VI, p. 215, 1819.

Norris. — Edinb. med. an. surg. journ. Vol. XVI, p. 562. 1820.

Sandwich. — Case of fungus hematode of the kidney. Edinb. med. an. surg. journ. Vol. XVI, p. 381, 1820.

Wilson. — Diseases of urinary organs. London, 1821.

J. Darwell. — Edinb. med. and. surg. journ. T. XIX, 1823.

Otto. — Neue Beobachtungen zur Anatomie und Pathologie. Berlin, 1824.

Récamier. — Revue médicale. T. II, p. 18, 1824.

Vallerand de Lafosse. — Nouvelle bibl. méd. T. VIII, p. 42. Paris, 1825.

Velpeau. — Revue médicale. T. IV, 1826.

König. — Krankheiten der Nieren. Leipzig, 1826.

Bouillaud. — Journ. compl. des sc. méd. T. XXXI, p. 18, 1828.

Gairdner. — Edinb. med. and. surg. journ., 1828.

Cruveilhier. — Anat. path. du corps humain. Paris, 1829-1835.

Gintrac. — Mém. et obs. de méd. clinique et d'anat. path., p. 109. Bordeaux, 1830.

Bennett. — Lond. med. Gaz. T. VIII, 1831.

Dance. — Archives de médecine, 1831.

Renauldin. — Archives de médecine, 1831.

Abele. — In. Schmidt's Jahrb. T. V., p. 379. Ext. de Naumann. Handb. der med. Klin. T. VIII, p. 72, in 8°. Berlin 1836.

Lever. — Guys' Hosp. reports, 1839.

Rayer. — Traité pratique des maladies des reins. T. III, p. 678. Paris, 1841.
Lebert. — Physiol. pathol. Paris, 1841. T. II, p. 345.
Monneret et Fleury. — Compendium de médecine pratique, 1846. T. VII, p. 334.
Walshe. — The natur and Treatment of Cancer. London, 1846.
Dittrich. — Prager Vierteljahr. 1846.
Obre. — Lond. med. Gaz., 1847.
Nowlan. — Dublin Hosp. Gaz., 1851.
Lebert. — Traité pratique des maladies cancéreuses. Paris, 1851.
West. — Diseases of Infancy et Childhood. London, 1852.
Köhlers. — Krebs und Scheinkrebs Krankheiten. Stuttgart, 1853.
Bristow. — Med. Times and Gaz., 1854, II, 395.
Balfour. — Edinb. med. Journ. Aug. 1855.
Robin Ch. — Comptes-rendus des séances et mémoires de la Société de biologie, 1855, 2e série. T. II, p. 41.
Lebert. — Traité d'anatomie pathologique. Paris, 1855. T. II.
Laboulbène. — Comptes-rendus des séances et mémoires de la Société de biologie, 1855, 2e série. T. II, p. 51.
Van der Byl. — Transact. of. path. Soc., 1856.
Gintrac. — Journal médical de Bordeaux, 1856.
Danner. — Bulletins de la Société anatomique, 1856.
Brinton. — Brith. med. Journ., 1857.
Jaccoud. — Bulletins de la Société anatomique, 1858.
Ballard. — Transact. of path. Soc., 1859.
Wagner. — Roser und Wunderlichs. Archiv, 1859.
Johnson. — Transact. of the path. Soc., 1860.
Soulié. — Bulletins de la Société anatomique, 1860.
Döderlein. — Zur Diagnose der Krebsgeschwülste im rechten Hypochondrium, etc. Inaugural-Abhandlung. Erlangen, 1860.
Wolcott. — Gaz. hebdomad., 1862, p. 92.
Kussmaul. — Würzburger medicinische Zeitschrifft, 1863.
Rosenstein. — Pathol. u. Therap. der Nieren krankheiten. Berlin, 1863-1870.
Hayem. — Soc. méd. des hôpitaux. 1864.
Roberts. — Urinary and renal diseases. London, 1865, p. 441.
Moore (Ch.). — The antecedent conditions of cancer, in Britisch, medical Journal, 1865.
Cornil. — Du cancer et de ses caractères anatomiques. Bulletins de l'Académie de Médecine, 1865-1866.
Niemeyer. — Pathol. interne et thérapeut. Trad. par Culmann et Sengel. Paris, 1866. T. II, p. 46.
Valleix. — Guide du médecin praticien. Paris, 1866. T. IV.
Ellis. — The Lancet, 1866.

Drugmand. — Presse méd. belge, 1867.
Waldeyer.—Die Entwicklung der Carcinome in Virchows Archiv. Vol. XLI, p. 470, 1867.
Towsend. — Dublin quart. Journ., 1868.
Thorowgood. — Med. Times and Gaz., 1868.
Hotz. — Berlin. Klin. Wochenschr., 1869.
Finck. — Wurtemb. méd. Correspondensblatt, 1869.
Grisolle. — Traité de pathol. interne, 9e édition. Paris, 1869. T. II, p. 612.
Dr Dufau. — Bulletins de l'Académie de médecine, 1870.
Jaccoud. Traité de pathol. interne. Paris, 1871. T. II, p. 524.
Rindfleisch. Traité d'histol. pathol. traduit par le Dr F. Gross. Paris, 1873, p. 523.

Paris. Typ A. Parent, rue Monsieur-le-Prince, 31.

www.ingramcontent.com/pod-product-compliance
Ingram Content Group UK Ltd.
Pitfield, Milton Keynes, MK11 3LW, UK
UKHW021121260726
13994UKWH00002B/958

9 782329 110585